人工智能在肺癌诊断中的应用

童超 梁保宇 苏强 编著

北京航空航天大学出版社

内 容 简 介

本书从人工智能技术的角度介绍了人工智能技术在肺癌诊断中的应用，共分 10 章，内容涉及人工智能辅助的肺癌诊断原理和实现，包括肺癌诊断的医学背景、肺癌诊断的相关医疗数据、人工智能理论基础、肺癌诊断的常用工具与框架、肺癌智能诊断流程以及诊断算法的设计和实现等。本书理论与实践相结合，通过具体的实验，深入浅出地介绍了人工智能在肺癌诊断中的技术应用。

本书适合工科和医学院校人工智能、信息工程、医工交叉等专业学生使用，同时也可供相关从业人员及对相关领域感兴趣的读者参考。

图书在版编目(CIP)数据

人工智能在肺癌诊断中的应用 / 童超，梁保宇，苏强编著. -- 北京 ：北京航空航天大学出版社，2023.2

ISBN 978 - 7 - 5124 - 3778 - 4

Ⅰ. ①人… Ⅱ. ①童…②梁…③苏… Ⅲ. ①人工智能—应用—肺癌—诊疗 Ⅳ. ①R734.2

中国版本图书馆 CIP 数据核字(2022)第 065949 号

人工智能在肺癌诊断中的应用

童 超 梁保宇 苏 强 编著

策划编辑 董立娟 责任编辑 孙兴芳

*

北京航空航天大学出版社出版发行

北京市海淀区学院路 37 号(邮编 100191) http://www.buaapress.com.cn

发行部电话:(010)82317024 传真:(010)82328026

读者信箱: emsbook@buaacm.com.cn 邮购电话:(010)82316936

北京富资园科技发展有限公司印装 各地书店经销

*

开本:710×1 000 1/16 印张:9.5 字数:202 千字

2023 年 2 月第 1 版 2023 年 2 月第 1 次印刷

ISBN 978 - 7 - 5124 - 3778 - 4 定价:39.00 元

前　言

　　人工智能正在成为人类跨步迈入智能时代的决定性技术。世界范围内的产业界已经充分认识到人工智能技术在新一轮产业变革中的引领性作用,其逐渐在各行各业显示出重要价值,形成创新模式与应用。智能医疗是人工智能技术与现代医学结合产生的创新型发展方向,为人体奥秘和疾病机理的探索提供了新思路和新方法,能够显著提升医疗诊断与治疗水平,提高医疗效率。快速发展的人工智能技术和日益提高的全民医疗健康需求,都表明智能医疗行业具有巨大的发展空间和发展潜力,有望弥补我国现阶段医疗资源、医生培养、医疗成本和诊疗效果等方面的不足,促进智能医疗设备、智能医疗诊断等相关行业的健康发展,推动全民医疗健康事业的进步。

　　人工智能技术在医学方面的探索出现在 20 世纪 70 年代。20 世纪 80 年代,人工智能的发展以及 5 代计算机的出现,使基于人工智能的医学研究进入了快速发展阶段。1985 年召开的欧洲医学人工智能会议、1989 年创立的《医学人工智能》杂志以及技术的发展,对人工智能在医学领域的全面发展产生了巨大推动力。21 世纪以来,随着计算机硬件和算法的不断进步,以深度学习为代表的人工智能技术进一步加速了智能医疗的发展进程,使相关研究逐渐从实验室走向了临床应用,产生了以人工智能为辅助的医学影像分析、健康管理、癌症诊断、医药研发、智能问诊等实际应用,成为未来发展的焦点。

　　肺癌诊断是智能医疗中的典型应用。传统肺癌诊断主要通过影像学检查、活检等方式,需要大量的人力成本,误诊率较高且易对患者造成伤害。因此,不少研究者将目光投向了使用自动化方法诊断肺癌。该项研究早在 1998 年就成为了计算机领域和辅助诊断领域的热点研究。2016 年,随着以深度学习为代表的人工智能方法日益成熟以及相关数据分析竞赛的出现,使用人工智能算法对肺癌进行诊断成为了智能医学中的一个典型任务,各类深度学习算法不断被应用于肺癌诊断,获得了优于人类水平的诊断结果。对肺癌智能诊断的研究也不断被产业化,逐步显示出实际经济价值,对产学研深度融合、打造创新引擎起到了推动作用。相关技术在近年被进一步延伸,在新型冠状肺炎筛查与诊断中也发挥了重要作用。

　　虽然人工智能辅助的肺癌诊断已经取得了卓越成果,但是上手相关研究依然需要大量理论与技术的积累。本书旨在帮助读者快速上手相关研究,从肺癌智能诊断的任务背景开始,向读者介绍涉及的相关理论知识和实践框架,并带读者逐步分析肺癌智能诊断流程,设计相关算法并进行代码实现,使读者能够快速理解人工智能理论并掌握相关技术方法,期待在未来智能医学领域的研究中发挥作用。

成书过程中,首都医科大学附属北京友谊医院肿瘤科苏强主任医师,以及我的学生梁保宇和于孟渤参与了部分编写工作,感谢以上成员的辛苦付出。同时感谢互联网医疗系统与应用国家工程实验室副主任翟运开教授对研究工作提供的理论指导。同时感谢以下项目对本书的资助:

- 自然科学基金面上项目(62176016):面向多模态环境下事件预测的因果常识推理方法研究;
- 互联网医疗系统与应用国家工程实验室资助项目(NELIMSA2018P01):基于异构特征融合的肺癌病理智能诊断研究;
- 北京市自然科学基金项目北京市教育委员会科技计划重点项目(KZ202010025047):基于深度学习CT影像分析的恶性磨玻璃结节分子分型研究;
- 国家自然科学基金重大研究计划培育项目(92046015):基于人工智能肺癌自动诊断系统在肺癌筛查中的卫生经济学评价研究;
- 首都卫生发展科研专项项目:新冠肺炎期间胸部CT筛查发现肺结节的全病程智能个体化管理系统建立的研究;
- 自然科学基金面上项目(72274127):基于大数据的Markov模型应用于我国肺结节管理决策的研究;
- 北京医学奖励基金会项目(YXJL-2020-0758-0668)。

由于作者水平有限,书中存在缺点与疏漏在所难免,希望读者提出宝贵意见。

童　超

2023 年 1 月

目　录

第 **1** 章

肺癌诊断的医学背景

1.1 肺　癌

原发性支气管肺癌(简称肺癌),是发病率和致死率高居榜首的恶性肿瘤之一。近年来我国肺癌的发病率和死亡率均呈明显的上升趋势,其对我国居民的生命安全造成了严重威胁。2022 年中国国家癌症中心发布的《中国癌症发病率和死亡率》表明:2016 年,中国新发癌症病例 406.4 万例,新发肺癌病例 82.8 万例,占比 20.4%;癌症死亡病例 241.4 万例,肺癌死亡病例 65.7 万例,占比 27.2%。因此,需要对肺癌的诊疗采取"早发现、早诊断、早治疗"的原则,确诊肺癌的时间越早,患者的生存概率就越大。然而,由于肺癌早期症状不明显,多数患者临床就诊时已属于晚期,因此确诊肺癌患者 5 年内生存率很低。综上,无论是从发病率来看还是从死亡率来看,肺癌都是当前对我国居民生命安全威胁最大的癌症之一。

在世界范围内,肺癌也是一种不容忽视的癌症。根据世界卫生组织《国际癌症研究机构报告》,2020 年全球新增肺癌病例达到 220 万例,死亡人数达到 180 万例,分别占新增癌症和癌症致死的 11.4% 和 18%,其中肺癌死亡病例远超其他类型癌症,处于癌症死亡人数第一位。超过 60% 的癌症病例集中在非洲、亚洲和中南美洲等低收入和中等收入地区,而这些国家的癌症死亡率占全球总数的近 70%。2018 年,全球罹患最多的两大癌症分别为肺癌和乳腺癌,死亡率前三名的癌症则是肺癌、结肠癌和胃癌。这些证据表明,无论是在国家范围内还是在世界范围内,肺癌的诊疗对提升人类生命安全都至关重要。

1.1.1　肺癌的分类

肺癌从病理上可以简单地分为两类:小细胞肺癌(SCLC)和非小细胞肺癌(NSCLC)。

小细胞肺癌是最危险的一类肺癌。这类肺癌恶性程度最高,发病率占原发性肺癌的 15%~20%。患小细胞肺癌的患者年龄大多在 40~50 岁,且大多数患者都有吸烟史。一般而言,小细胞肺癌多出现在肺门附近的大支气管,经常会侵犯到大支气管外的肺实质,并和肺门、纵隔淋巴结融在一起形成团块。虽然相比于其他病理类型的肺癌,放疗与化疗对于小细胞肺癌具有更好的疗效,但由于这类癌细胞生长非常迅速且侵袭力很强,在确诊时大多已经发生了转移,所以小细胞肺癌治愈难度很高。临床手术和尸检证明,罹患小细胞肺癌的患者中有 $60\% \sim 100\%$ 的患者血管受到了癌细胞的侵袭,$80\% \sim 100\%$ 的患者发生淋巴结转移,转移位置包括肝、骨、脑、肾等脏器,给癌症治疗带来了非常大的难度。此外,这类癌细胞浆内的神经分泌型颗粒有可能会引起副癌综合征,导致其他脏器出现异常。综合以上几点,小细胞肺癌的危害性不容忽视。

非小细胞肺癌主要包括鳞癌、腺癌和大细胞癌,以及由不同病理类型的肺癌混合形成的混合细胞癌。

鳞癌是最常见的肺癌类型,占原发性肺癌的 $40\% \sim 50\%$。这类肺癌和吸烟的关联非常紧密,往往发生于老年男性。鳞癌经常出现在肺的中央区域,容易向管腔内生长。鳞癌早期经常引起支气管狭窄,导致肺不张或阻塞性肺炎等问题。此外,由于鳞癌的癌组织容易坏死或变性,所以可能会形成空洞或肺脓肿。尽管放疗和化疗的疗效对鳞癌而言远不如对小细胞肺癌,但是相比于小细胞肺癌,鳞癌转移晚、生长慢,患者有更多机会进行手术切除,因此 5 年内生存率相对较高。

腺癌也是相对常见的肺癌类型,约占原发性肺癌的 25%。这类肺癌与吸烟关系不甚密切,多发于女性。肺腺癌大多在支气管粘膜上皮或非边缘小支气管的黏液腺上出现,经常在肺边缘部位形成肿块。腺癌生长较慢,但是相比于鳞癌,腺癌容易侵犯血管和淋巴管壁,出现血行和淋巴转移,为治疗带来困难。

大细胞癌是一种没有任何形态学特征的肺癌,癌细胞较大且形状多变。在临床上,大细胞癌是一种罕见的病理类型。大细胞癌可能出现在肺门附近或非边缘的支气管上。这类癌症恶性程度高,治疗效果差,预后不佳。但是,因为大细胞癌的转移一般比小细胞癌晚,所以手术切除的机会相对较大。

混合细胞癌是指不同类型的癌细胞合并形成的混合类型癌症。常见的混合细胞癌包括鳞癌合并腺癌、小细胞肺癌合并鳞癌等。

1.1.2 肺癌的临床分期

肺癌的临床分期采用 TNM 分期系统。TNM 分期系统是目前国际上最通用的肿瘤分期系统。这套系统起源于法国人 Pierre Denoix,由美国癌症联合委员会和国际抗癌联盟建立国际性的分期标准后,逐步成为临床医生和医学工作者对恶性肿瘤进行分期的标准方法。在 TNM 分期系统中,T、N、M 分别表示肿瘤病灶、区域淋巴结和远处转移的情况,三个字母后面的数字则表示程度。如 T0 表示没有存在原发肿瘤的证据,当肿瘤体积和邻近组织受累范围增加时,相应分期也会增长至 T1~T4 的范围;N0 表示肿瘤周围没有淋巴结受到肿瘤的影响,而随着越来越多的淋巴结受到影响,相应分期会增加到 N1～N3 的范围;M0 和 M1 则分别表示肿瘤是否发生远处转移。

通过 TNM 分期系统可以确定癌症的总分期。分期往往用Ⅰ期、Ⅱ期、Ⅲ期、Ⅳ期表示,有时还会在数字后添加字母对分期进行细分,如Ⅱa、Ⅱb 等。通过划分分期,可以确定肿瘤的发展程度,分期越高表示肿瘤发展程度越高。

肺癌分期除了对肿瘤发展情况进行分类表示以外,还对医生识别患者是否适合手术切除提供了一定的指导作用。临床上通常将肺癌的Ⅱa 期及以前称为早期,Ⅱb、Ⅲa 期称为中期,Ⅲb、Ⅳ期称为晚期。一般而言,对于早期和中期的非小细胞癌患者,手术切除是首选的治疗方案;而晚期患者则不适合手术,需要选择另外的治疗方案。肺癌的 TNM 分期如表 1-1 和表 1-2 所列。

表 1-1　国际抗癌联盟(UICC)肺癌 TNM 分期(2010 年)

T 原发癌	影像学及气管镜表现
T1	肿瘤的最大径等于或小于 3 cm,无局部浸润。支气管镜检查无叶支气管近端受侵犯的表现。T1a≤2 cm,2 cm<T1b≤3 cm
T2	直径超过 3 cm 的肿瘤侵犯了胸膜或累及了主支气管,伴有阻塞性肺炎或肺不张,肿瘤可侵犯肺门,但距离气管隆突不超过 2 cm,未累及一侧肺全叶,且无胸腔积液。3 cm<T2a≤4 cm,4 cm<T2b≤5 cm
T3	肿瘤>7 cm 或直接侵及胸壁、横隔、心包或纵隔,但未累及心脏、大血管、气管、食管或椎体,也包括肺上沟肿瘤以及主支气管肿瘤距离隆突 2 cm 之内,但未累及隆突的肿瘤,伴有全肺不张和阻塞性肺炎,在同侧肺和原发肿瘤所在肺叶内,有独立的肿瘤结节
T4	侵及纵隔、心脏、胸腔内大血管,如主动脉、上腔静脉、下腔静脉、肺动脉主干、双侧上下肺静脉、气管、食管、胸椎体部、隆突的任意尺寸的肿瘤。此外,肿瘤侵犯喉返神经造成的声带麻痹、上腔静脉梗阻或气管和食管受压也归于 T4。原发肿瘤所在肺叶以外的同侧肺出现转移结节
N 淋巴结	影像学及气管镜表现
N0	肿瘤没有侵犯淋巴结
N1	在原发癌同侧肺部存在淋巴结转移
N2	肿瘤细胞已经播散到和原发癌同侧的肺及胸部淋巴结
N3	肿瘤播散到原发癌对侧的胸部淋巴结或两侧颈部的淋巴结
M 转移	影像学及气管镜表现
M0	没有存在癌症转移
M1	疾病已经播散至远处器官。 M1a:对侧肺内出现转移结节、胸膜转移结节、恶性胸腔(或心包)积液; M1b:胸腔外的远处转移

表 1-2　　国际抗癌联盟肺癌分期法(2010 年)

临床分期	UICC T	标准 N	TNM 分期
Ⅰa 期	T1a,b	N0	M0
Ⅰb 期	T2a	N0	M0
Ⅱa 期	T1a,b	N1	M0
	T2a	N1	M0
	T2b	N0	M0
Ⅱb 期	T2b	N1	M0
	T3	N0	M0
Ⅲa 期	T1,2	N2	M0
	T3	N1,2	M0
	T4	N0,1	M0
Ⅲb 期	任何 T	N3	M0
	T4	N2	M0
Ⅵ期	任何 T	任何 N	M1a,b

1.1.3　肺癌的症状

　　肺癌的症状主要包括咳嗽、咯血、胸闷、气急、发热等呼吸道症状。此外,当肺癌发生对其他组织的侵犯和转移时,也会导致因癌细胞转移产生的相关症状。总的来说,肺癌的临床表现相对复杂,肿瘤发生的部位、病理类型、转移情况和并发症情况等多种因素均可能导致不同的症状。

　　在原发肿瘤导致的症状中,咳嗽是肺癌患者最常见的症状。肺癌早期患者可能出现刺激性干咳。当肿瘤增大后可能会出现咳痰的情况,甚至导致阻塞性肺炎的产生。除咳嗽、咳痰以外,部分患者可能出现痰中带血甚至咯血的情况,这类症状主要是由肿瘤坏死及肿瘤侵犯血管导致的。另外,随着肿瘤的增长,患者可能会出现肺不张、胸腔积液等问题,导致胸闷、喘鸣、气急等症状。患者乏力、发热也是肿瘤带来的常见症状。当患者出现持续性呼吸道症状且无法通过治疗缓解时,需要警惕肺癌的发生。

　　除原发肿瘤导致的呼吸道症状以外,肺癌症状通常也包括由癌细胞侵犯周围组织或转移时导致的若干症状。可能出现的部分症状如表 1-3 所列。

表 1-3 肺癌侵犯周围组织或转移症状

侵犯或转移部位	症 状
喉返神经	声音嘶哑
胸膜、胸壁	胸闷,加重、持久性胸痛,心动过速
食管	吞咽困难
上腔静脉	上腔静脉综合征,可出现面部、颈部及上肢肿胀和上胸壁静脉怒张
膈神经	膈肌麻痹及膈肌运动反常,顽固性呃逆、胸闷、气急
胸廓入口的器官组织	剧烈胸痛,上肢静脉怒张、水肿、臂痛和上肢运动障碍,同侧上眼睑下垂、瞳孔缩小、眼球内陷、面部无汗等颈交感神经综合征表现
颅内转移	头痛、恶心、眩晕、偏瘫、癫痫发作等中枢神经系统症状
骨转移	骨痛、血浆碱性磷酸酶或血钙升高
肝转移	肝部疼痛,伴有食欲不振、恶心和消瘦等
其他	转移器官相关症状

值得注意的是,肺癌早期症状可能不明显。约 2/3 的患者在出现症状时病情已经发展到一定阶段。因此,推荐对肺癌的高危人群进行定期筛查,避免悲剧的发生。

1.1.4 导致肺癌的因素

虽然肺癌发病率高,早期症状不明显,但是肺癌的病因较其他癌症相对明确,避开已知的肺癌高危因素是预防肺癌发生的有效途径。易患肺癌的高危人群和导致肺癌的高危因素密不可分,目前已知导致肺癌的高危因素主要包括以下几类:

1. 吸 烟

如图 1-1 所示,吸烟是导致肺癌的罪魁祸首之一。目前,关于吸烟致癌这一命题已积累了大量前瞻性研究。无论是从流行病学还是从动物实验上,都已经完全证明了吸烟对肺部的危害之巨大。据世界卫生组织报告,世界范围内 85% 以上的肺癌患者的死亡原因是吸烟。研究表明,在大多数国家中,90% 以上的肺癌病例主要病因为吸烟。吸烟人群罹患肺癌的概率较不吸烟人群高 10～20 倍,且开始吸烟年龄越低,患肺癌的概率以及因肺癌致死的概率越高。更可怕的是,化疗对于吸烟所导致的肺癌疗效不佳,分子靶向药物的治疗效率也较其他原因导致的肺癌低很多。

究竟吸多少烟算是危险呢? 一些研究表明,每天吸烟量达到 25 支以上的烟民中有 12% 的人会患肺癌。肿瘤学中有一个勃氏吸烟指数,定义了"吸烟指数＝每天吸烟支数×吸烟年数"。如果一位烟民的吸烟指数大于 400 支·年,那么基本可以认定该烟民已经属于肺癌高危人群。举例来说,若某烟民 20 岁开始吸烟,每天吸一包烟(25 支),那么 36 岁时吸烟指数就已经达到了 400 支·年,这位烟民可能不到 40 岁就成为肺癌患者了。

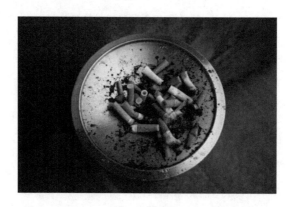

图 1-1　吸烟是导致肺癌的罪魁祸首之一

吸烟导致的癌症不仅仅包括肺癌。事实上，吸烟导致的癌症占 30%，如肺癌、喉癌、口腔癌、食道癌、胰腺癌和膀胱癌等。目前对于香烟中的致癌物质，研究人员也有了充分研究。事实证明，不完全燃烧的香烟产生的烟雾中含有的有害成分达到 2 000 多种，其中至少 64 种是强致癌成分。这些有害成分藏在烟雾的气体和焦油里，对人体产生危害。

香烟烟雾中的气体占到 92%，共包含七类致癌物。其中的有害气体包括一氧化碳、丙烯醛、氢氰酸、一氧化氮、二氧化氮、丙酮、硫化物、氨、酚、乙醛等。举例来说，香烟气体中一氧化碳占比约为 4%，该浓度为工业卫生标准安全量的 640 倍。超量的一氧化碳会导致心律不齐、心绞痛，甚至心肌梗死等问题。

相比于有害气体，香烟烟雾中的焦油对人体的危害更大。据统计，每一口香烟中有 50 亿颗焦油颗粒，其中有一部分颗粒会被人体吸收留在体内。在焦油中，科学家发现了 57 种致癌物质，其中含量最多的致癌成分为环境中三大强致癌物之一的苯并芘。同属于三大强致癌物的亚硝胺则在焦油中发现了 43 种，危害不可谓不大。吸入的烟雾进入人体，通过口腔、呼吸道和消化道，导致身体的各个器官都会被影响。举例而言，很多烟民患有慢性支气管炎的主要原因就是气管和支气管粘膜上的纤毛柱状上皮附着了大量的焦油和痰，导致纤毛无法正常排出异物，巨噬细胞功能受损。当这种情况持续时间过长时，经常会导致鳞癌的出现。

吸烟者造成的危害不仅局限于吸烟者本人。科学家们也进一步研究了"二手烟"对肺癌的影响。二手烟指吸烟者呼出的烟雾和香烟点燃散发的烟雾构成的混合物。因为二手烟没有经过滤嘴，其中包含的有害成分浓度甚至达到香烟烟雾的几倍到几十倍。二手烟不仅危害自己，也危害他人。在通风不良的场所中，二手烟会使场所内的所有人成为被动吸烟者。日本一项研究曾对将近 10 万名 40 岁以上的不吸烟妇女进行了 14 年的调查，发现因为丈夫吸烟而长期被动吸烟的妇女发生肺癌的概率明显高于不吸入二手烟的妇女。规律表明，被动吸烟者罹患肺癌的种类多为腺癌，其原因在于二手烟中相对较小的焦油分子容易到达肺泡而产生腺癌。

2. 空气污染

如图 1-2 所示,空气污染是导致肺癌的高危因素。在空气颗粒物中,一般认为粒径大于 10 μm 的颗粒物会被鼻粘膜阻挡,基本不会造成危害。粒径在 2.5～10 μm 的颗粒物可以被呼吸道粘膜吸附或通过痰液排出体外,危害性较低。而近年来备受关注的 2.5 μm 以下的细颗粒物(PM2.5)则很难被吸附或被咳出。PM2.5 能够直接穿入支气管和肺泡,导致哮喘、慢性支气管炎和肺癌等呼吸道疾病和心脑血管疾病,给人体带来巨大危害。

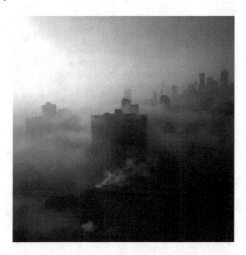

图 1-2 空气污染是导致肺癌的高危因素

空气污染主要可以分为室外空气污染和室内空气污染。

室外空气污染的来源包括汽车尾气、风沙和工业残渣等。2013 年,世界卫生组织将室外空气污染界定为新的致癌物,致癌级别与吸烟、摄入发霉食物和吸入甲醛等同被列为一类致癌物。室外空气污染的首要来源是车辆尾气排放和工业排放。中科院的研究发现,70% 左右的灰霾来自燃煤和尾气的排放,而这些排放气体中的氮化物和硫化物又会导致二次排放,产出更多的 PM2.5。此外,沙尘、生物质燃烧也给环境带来了不同程度的影响。

相比于室外空气污染,室内空气污染是一种容易被忽视,但危害却不可小觑的致癌因素。室内空气污染不仅包括二手烟污染,还包括油烟、室内装修材料和燃煤导致的 PM2.5 超标。以厨房为例,做饭时产生的高温油烟经常会形成丙烯醛、油雾凝聚物和苯并芘等有害物质。很多有害物质具有致癌效果,其中苯并芘是三大强致癌物之一,长期摄入会损伤细胞染色体,诱发肺癌。厨房中燃烧的煤炭、煤气和液化气释放的一氧化碳、二氧化硫、氮氧化物等有害气体经常会刺激眼和咽喉,损伤呼吸系统,诱发肺癌。常见的室内空气污染还包括由建筑和装修材料带来的氡污染等,日常生活中需要注意多给室内通风,尽量选用安全建材。

3. 职业性肺癌

如图 1-3 所示,职业性肺癌指特定职业人群由于长期暴露于致癌环境导致的肺癌。职业性肺癌在重工业区、矿区、石油石化地区和核区的工作人群中发病较多。这些工作区域所涉及的致癌物质包括放射性物质、致癌性碳氢化合物、重金属、煤焦油、石油、二氧化硅、石棉、芥子气等。

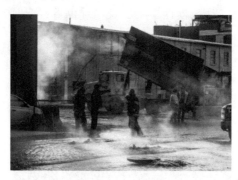

图 1-3 因职业因素暴露于致癌环境是导致肺癌的诱因

4. 其他致病因素

肺癌的危险因素多种多样,除吸烟、空气污染、职业性肺癌以外,通常还包括遗传、饮食和年龄因素等。

遗传方面,具有肺癌家族史和既往肿瘤病史的人可能会携带异常基因,从而罹患肺癌。有证据表明,患鳞癌的患者,其一级亲属患肺癌的可能性会增大。

饮食方面,肺癌通常与维生素 A 缺乏、饱和脂肪摄入过度、硒摄入不足等因素有关。饮食中深色蔬菜过少可导致合成维生素 A 的 β-胡萝卜素缺失。当维生素 A 缺乏时,呼吸道易发生鳞状上皮化生,引起肺癌。在美国国立癌症研究所的一项研究中,猪肉、牛肉、羊肉等红肉吃得多的人比其他人更容易患肺癌。其原因在于红肉中的饱和脂肪和在烹饪过程中形成的亚铁血色素、异胺环等物质具有致癌效果。因此,在饮食方面,需要保持肉类摄入的多样化,适量食用红肉,尽量少食肥肉。硒的摄入对肺癌也有一定影响,经调查,血清硒含量低的人更易罹患肺癌。硒主要来源于肉蛋海鲜,因此在饮食中亦需保证适量的肉蛋类摄入,以保持饮食均衡。

年龄方面,我国 45 岁以下人群发病率相对较低,45 岁以上人群发病率具有随年龄增长而明显增加的趋势。

1.1.5 预防肺癌

在医学上,肺癌预防分为一级预防、二级预防与三级预防。

一级预防主要针对病因,通过改善饮食和环境等进行预防。由于肺癌的病因较为明确,在一级预防时通常针对人群吸烟、所处环境污染、不良职业环境等安全风险因素采取控制吸烟、改善环境、发展劳动卫生等方式降低肺癌的发病率。其中,针对长期吸烟人群,戒烟是预防肺癌的重要措施。流行病学研究表明,戒烟可以明确降低肺癌发病率和肺癌的危险程度,延长患者的生存期限。

二级预防主要通过肺癌的诊断,以早发现、早诊断并及时治疗达到预防肺癌并降低其致死率的目的。

三级预防以临床治疗为主,通过对患者进行康复、止痛、心理等综合治疗以及健康支持,降低肺癌复发和转移的概率,提升肺癌患者的生存率和生活质量。

事实上,肺癌的大部分风险因素可以通过健康的生活方式规避。斯图尔特教授说:"如果人们遵循健康的生活方式,像 2012 年的新增癌症患者中,一半人都可以避免罹患癌症,戒烟、减肥以及限酒都能有效预防癌症的发生。"然而,在中低收入国家中,对健康生活方式的推行却不尽如人意。"尽管医学界在很早以前就已经明确认定了很多导致癌症的风险因素,例如吸烟、酗酒、不健康的饮食、肥胖以及缺乏运动等,但这些问题在中低收入国家却依然在持续蔓延。与之相对应的是,发达国家近年来由于积极倡导健康生活方式,癌症的发病率和致死率均出现大幅下降。"在良好生活方式的基础上,定期体检与筛查有助于肺癌的早发现、早诊断、早治疗,大幅提升肺癌患者的远期生存率,保证患者生活质量。

1.2　肺癌诊断与病理学评估

肺癌诊断包括肺癌的临床表现、辅助影像学检查、组织学或细胞学检查和实验室血清学检查。为明确病变性质,临床上往往对肺癌患者进行病理学评估。病理学评估的标本包括活检样本、细胞学标本、手术切除标本及拟进行肺癌分子检测的标本。

1.2.1　辅助影像学检查方法

肺癌的辅助影像学检查方法是使用最广的肺癌诊断方法,除肺癌诊断以外还可以用于肺癌分期、再分期、疗效监测和预后评估等。这类方法包括 X 光胸片、计算机断层扫描(CT)、磁共振成像(MRI)、超声、核素显像和正电子发射计算机断层扫描(PET-CT)等方法。中华医学会肺癌临床指南推荐,根据不同的目的选用至少一种辅助影像学检查方法进行肺癌的诊治。

如图 1-4 所示,X 光图像是一种常用的医学影像检查手段。由于 X 射线(又称伦琴射线)对于不同物质的穿透能力不一样,将 X 射线透过人体的各种组织,能显现出不同的影像结果,从而形成 X 光图像。肺癌的辅助影像学检查方法中,X 光胸片是最基础的检查方法。但是,X 光胸片分辨率低且存在检测盲区,不适用于肺癌的筛查和检查。当通过 X 光胸片诊断出现不确定的情况时,应该选择其他更清晰的影像学检查方法。

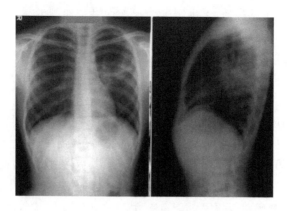

图 1-4　X 光图像

如图 1-5 所示的电子计算机断层扫描,也就是我们常说的 CT,是一种利用 X 射线和 γ 射线等不同射线,通过探测器对人体部位不断做断层扫描,经过数字处理后形成的一组立体成像。胸部 CT 是在肺癌诊断中最常用的影像学检查方法。CT 可以有效检查出部分早期肺癌病灶(即肺结节)的区域和影响范围,尤其是 CT 能将 2 mm 以下的微小或处于不明显位置的肺结节展示出来,而且还能为医生提供肿瘤良恶性鉴别的影像学特征。除肺癌诊断以外,肺部 CT 还对肺癌分期、治疗指导、疗效监测和预后评估有很大的作用。在使用 CT 进行肺癌诊断时,通过 CT 图像对肺结节进行薄层重建和三维重建非常重要。对于无法通过 CT 明确诊断的肺结节,患者应定期进行 CT 检查,关注肺结节的大小、形态和密度的变化,警惕肺癌出现的可能。在肺癌的诊断中,胸部 CT 是最为推荐也是最重要的方法。

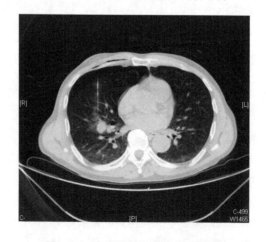

图 1-5　电子计算机断层扫描图像

如图 1-6 所示,MRI 以核磁共振原理为指导,使用电磁波照射人体,根据人体内部不同结构带来的能量衰减显示并绘制结构图像。MRI 在肺癌诊断中只适用于判断胸壁和纵隔受到肿瘤影响的程度,以及判断脑、椎体、骨有没有出现转移等特定需求,不适用于肺癌的常规诊断。

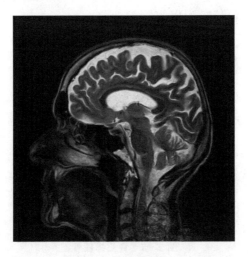

图1-6 MRI图像

如图1-7所示,超声检查将人类听不到的2~13 MHz的高频声波(称超声波)导入人体,通过接收声波带来的回声构建数字信号,绘制用来展示内部结构的超声图像。超声检查在肺癌诊断中的主要应用包括检查腹部器官的转移情况、指导穿刺活组织检查、检查胸膜转移和胸腔积液等。

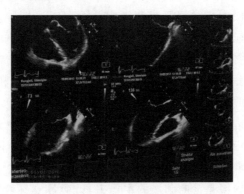

图1-7 超声图像

如图1-8所示,骨扫描需要为待检测者注射名为骨显像剂的放射性药剂,使骨头能在检测放射性的设备下显现出来,通过观察骨骼对放射性药剂的吸收情况判断骨骼中的异常。骨扫描在肺癌诊断中是判断骨转移的不二之选。然而这类方法分辨率低,特异性差,需要在其他检查方法的帮助下做更明确的诊断。

PET-CT是结合了正电子发射型计算机断层显像(PET)和CT的诊断方法。

这类方法由 PET 提供病灶的功能信息,由 CT 提供病灶的解剖定位,具有定位准确、灵敏性和特异性高的特点。PET - CT 是诊断肺癌的最好的方法之一,但是对于诊断脑转移稍显不足,常与脑部 MRI 联合诊断。

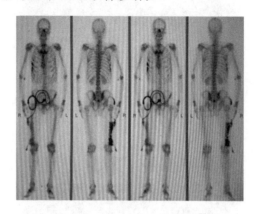

图 1 - 8 骨扫描图像

1.2.2 肺癌组织学或细胞学检查技术

肺癌的组织学或细胞学诊断通过对体液或组织标本进行细胞学检查或活组织检查(活检),获取肺癌的病理学诊断。现有的组织学或细胞学检查技术包括痰液细胞学检查、胸腔穿刺术、浅表淋巴结活检、经胸壁肺穿刺术、支气管镜检查和纵隔镜检查等。痰液细胞学检查使用显微镜观察痰液中是否存在恶性肿瘤细胞,因为简单、方便、无创,目前被广泛应用于中央型肺癌的诊断。这类方法对小细胞肺癌和鳞癌的诊断结果较准确,对一些低分化的腺癌、鳞癌和大细胞未分化癌有时难以鉴别。在患者胸腔积液时,胸腔穿刺术以手术的方式,通过穿刺针抽取胸腔积液进行细胞学检查。经过胸腔穿刺术可以明确病理和肺癌分期。浅表淋巴结活检通过穿刺术或切除术取到淋巴结组织进行病理检查,该方法适用于出现浅表淋巴结肿大时的肺癌病理诊断。经胸壁肺穿刺术主要指在 CT 或 B 超的引导下,经过胸壁对肺进行穿刺活检,用于诊断肺周边部病变或弥散性病变,是诊断周围性肺癌的首选方法之一,具有敏感性和特异性高的优势。支气管镜是诊断肺癌的主要工具,通过支气管镜检查可以使医生通过肉眼观察支气管,指导医生对对应组织进行细胞学或组织学取材。常规支气管镜检查范围相对有限,无法观察腔外病变和淋巴结,对于某些类型的肺癌诊断率不高。因此,医学工作人员利用肿瘤组织的自体荧光特性和其他组织的区别,开发出了荧光支气管镜。荧光支气管镜具有比常规支气管镜更大的检测范围和更高的诊断敏感度,通常与常规支气管镜检查配合使用。与支气管镜检查类似的还有纵隔镜、胸腔镜检查等,分别针对相应组织的病变进行检查与采样。

1.2.3 实验室血清学检查

通常来说,肿瘤发生时会产生相应的肿瘤标志物,这些标志物反映了肿瘤的发生和发展状况。在肺癌方面,常用的肺癌标志物有癌胚抗原(CEA)、神经元特异性烯醇化酶(NSE)、细胞角蛋白片段 19(CYFRA2 1−1)、胃泌素释放肽前体(ProGRP)、鳞状上皮细胞癌抗原(SCC)等。

血清学检查通过检测肺癌血清肿瘤标志物进行肺癌诊断。肿瘤标志物的异常表现相比临床症状通常要早,因此可根据需要检测肿瘤标志物实行早期诊断。但由于血清学检查的灵敏度和特异度不高,因此其通常作为其他检测方法的辅助检测。此外,血清学检查在监测治疗方面也有重要意义,对于疗效和预后判断有一定指导作用。

1.2.4 病理学评估与分子病理学检测

病理学评估通常将活检或手术切除的标本进一步通过细胞组织学方法诊断病理学亚型,明确肺癌的病变性质。用于病理学评估的标本包括活检样本、细胞学标本、手术切除标本及拟进行肺癌分子检测的标本等。

肺癌从病理组织学上可以分为非小细胞肺癌和小细胞肺癌,其中非小细胞肺癌约占 85%。腺癌、鳞癌及大细胞癌是非小细胞肺癌中最常见的三种病理类型,其中腺癌和鳞癌又占非小细胞肺癌的 70%。临床上通过对检测标本进行进一步的细胞组织学检测,判断病理组织学亚型,进行病理学评估。

在分子病理学方面,随着分子遗传学,特别是 DNA 测序技术的不断进步,肺癌患者的分子分型极大地指导了肺癌的药物治疗决策和预后判断。用于分型的分子多为肿瘤靶向药物的靶点,科学家已在相关基础上和临床研究中耕耘数载,成果丰硕。但利用肺癌的分子分型,指导肺癌的早期诊断和预后判断是新版 NCCN 肺癌诊疗指南最为欠缺的,亟须在这方面着力,更好地服务于临床。目前肺癌常用的分子分型包括:

① 表皮生长因子受体(Epidermal Growth Factor Receptor,EGFR)。非小细胞肺癌患者可根据表皮生长因子受体进行分子分型。我国非小细胞肺癌病例中约有 50% 会发生 EGFR 基因突变。欧美病例中有 11%~16%。EGFR 基因突变情况分为敏感位点突变阳性组和阴性组,肺癌 EGFR 基因 85%~90% 的敏感位点突变表现为 19 外显子缺失(44.8%)和 21 外显子的 L858R 突变(39.8%)。EGFR 敏感位点突变阳性组患者应用酪氨酸激酶抑制剂(TKI)厄洛替尼或吉非替尼效果良好,有效率可达到 80%,而阴性组有效率仅为 20%。

② 间变性淋巴瘤激酶(Anaplastic Lymphoma Kinase,ALK)。ALK 阳性的肺癌是新近发现的一种分子亚型,主要发生在 NSCLC,占肺癌的 3%~6%。研究者于 2007 年在部分肺癌患者中发现,由于染色体倒位形成棘皮动物微管相关类蛋白

4(EML4)基因与 ALK 基因的重排,形成融合基因(EML4 - AL,ALK 阳性)。该基因表达的融合蛋白可直接激活 RAS/MAPK、PI - 3K/AKT 等多条细胞增殖信号通路,促使肺癌发生和进展。ALK 阳性的患者口服抑制 MET/ALK/ROS 的 ATP 竞争性的多靶点蛋白激酶抑制剂克唑替尼,可显著延长无进展生存期,反应率也明显升高,患者的疾病症状大大减轻,总体生活质量也显著改善。

③ K-RAS 基因是 RAS 家族成员之一,也是非小细胞肺癌最常见的驱动基因,其基因突变可占非小细胞肺癌患者的 20%～30%。常见激活突变发生在第 12、13、61 和 146 位密码子。由于 RAS 蛋白位于 EGFR 信号的下游,因此 K-RAS 激活突变可导致细胞不依赖于胞外信号的异常增殖,是影响 TKI 疗效的不利因素,可极大降低患者对吉非替尼、厄洛替尼等靶向药物的反应。因此,非小细胞肺癌患者也可分为 K-RAS 突变阳性组和阴性组,与阴性组相比,突变阳性患者肿瘤进展快,预后差。

④ 免疫治疗是目前肺癌治疗的热点,其中 PD - L1(Programmed(cell)Death-Ligand 1)表达的含义是在肿瘤细胞或者肿瘤免疫细胞中存在 PD - L1 基因产物,它与活化 T 细胞的 PD - 1(Programmed(cell)Death 1)结合,抑制 T 细胞增殖和活化,使 T 细胞处于失活状态,最终诱导肺癌细胞免疫逃逸。目前,临床上通过免疫组化的方法检测患者肿瘤组织的免疫检查点分子 PD - L1 的表达,来判断患者是否适用免疫检查点抑制剂药物,如 PD - 1 抗体 Nivolumab、Pembrolizumab 等。

此外,临床上除了以上常见的肺癌分子分型以外,还包括比较少见的分子,如 ROS、MET 和 BRAF 等,在这些分子分型的指导下,肺癌患者的总体生存率、生存时间和生存质量都有所提升。

1.3　肺癌的治疗手段

肺癌的治疗手段通常包括手术治疗、化学治疗、放射治疗、生物免疫治疗、靶向治疗、中医治疗及多种治疗方式联合治疗等。

手术治疗是肺癌治疗中被广泛使用的治疗方式。几十年的临床实践表明,以手术治疗为主,术后以多学科治疗为辅,是提升肺癌患者 5 年生存率的最佳治疗方式。对于符合手术治疗条件的Ⅲa 期以下患者,手术是首选的治疗方式。常用的手术治疗方法包括切除一半肺部组织的全肺切除术、切除部分肺部组织的肺部分切除术、切除受累上一级支气管并重建气道的支气管成形肺切除术和肺叶切除术。在手术前,医生需要判断患者临床分期和手术切除的可能性,根据肺癌进展情况和患者功能状况决定患者是否可以进行手术以及手术方式。

化学治疗(化疗)通过口服或注射化疗药物杀灭癌细胞达到治疗的目的。自 20 世纪 70 年代起,化疗逐渐走入肺癌治疗手段的队列。随着医疗技术的提升,化学药物对肺癌的疗效越来越好,副作用越来越小,逐步成为肺癌治疗中必不可少的治疗手段,目前 90% 以上的肺癌患者都需要接受化学治疗。尽管化学治疗的危害性较以前已有大幅度下降,但依旧不可避免地会对正常组织造成损伤,对心、肝、肾有基础病变的患者需要进行充分评估,谨慎选择化疗方案。

放射治疗(放疗)也是一种治疗肺癌的重要手段,通常与化疗配合可以获得良好效果。放疗是一种利用放射线治疗肿瘤的局部治疗方法,可以分为根治性和姑息性。根治性放疗适用于病灶处于局部区域、不便手术或不愿手术者。姑息性放疗旨在延缓肺癌扩散速度,抑制肺癌发展。放疗对于小细胞肺癌的治疗结果最好,鳞癌、腺癌次之。对于心、肺、肝、肾功能不全等身体状况较差的患者不建议放疗。

生物免疫治疗是一种新型疗法,通过生物反应调节剂治疗肺癌患者。生物免疫治疗具有精准、温和、绿色的特点,治疗后肿瘤消除彻底,不易复发,副作用小。生物免疫治疗包括细胞因子治疗、免疫细胞治疗、基因治疗和分子靶向治疗等。细胞因子是由免疫细胞与部分非免疫细胞合成和分泌的一类小分子蛋白质,具有调节固有免疫和适应性免疫、血细胞生成、细胞生长、APSC 多能细胞以及损伤组织修复等多种功能。细胞因子治疗应用细胞因子重组作为药物治疗肺癌。免疫细胞治疗通过采集自身免疫细胞,经过体外培养出大量免疫细胞后反向输入体内,达到清除肿瘤细胞的目的。基因治疗面向肿瘤发生导致的基因突变,将正常基因转染入肿瘤细胞,达到控制肿瘤增生、诱导肿瘤灭亡的目的。分子靶向治疗在细胞分子层面上针对明确的致癌分子设计靶向药物,精准地与致癌分子发生作用,使肿瘤细胞死亡而不影响周围其他细胞。目前,在非小细胞肺癌的晚期治疗方面已有相应靶向药物被大量使用。

1.4　肺癌智能诊断的意义

临床上对肺癌的诊断和病理评估除影像学方法以外主要以有创的穿刺或手术为主,诊断开销大,过程烦琐,可重复性差且为患者带来较大痛苦与经济负担。如何更方便、快捷地对肺癌进行诊断呢?目前,肺癌的影像学诊断方法以方便快捷、敏感性高及对患者无创等优势被广泛使用,其中基于 CT 影像的诊断方法是最常用的影像学检查方法。

然而,影像学检查虽然在一定程度上减少了手术和活检带来的风险和痛苦,但对医生而言,诊断一个患者需要连续观察数百张医学影像图片,而且漏诊率居高不下。以最广泛使用的 CT 影像为例,临床实践表明,放射科医生的诊断结果中经常存在假阳性结节多、漏检率高以及诊断效率低的问题。其原因在于,对于医生而言,发现并诊断肺结节的良恶性并非易事。在发现肺结节方面,由于肺结节在形态上较为多变,无论在密度、大小、形状或是位置上都难以找到匹配的模板,且胸部 CT 图像背景复杂,在肺结节周围掺杂着大量的血管、气管等组织器官,难以分辨,因此人工检测难度大。在诊断肺结节方面,医生很难仅仅通过 CT 图像中肺结节的形态来断定肺结节的良恶性。据文献调查,仅靠视觉在断层图像中寻找肺结节对放射医生来说是一项非常难的工作,漏检率可达 30%。因此,迫切需要一种高效的辅助诊断技术来辅助医生对病症区域进行准确的定位、检测和分析,以提高诊断的准确性和效率。

对医生而言在医学影像中寻找肺结节工作的烦琐,对计算机而言却不然。计算机最擅长的事情就是大量重复性的工作,它不会嫌弃工作麻烦,也不会因为工作的烦琐而影响工作效果。只要具备特定的计算方式,计算机就能够无休止地工作下去。而一旦它的算法具备高效、精准的特点,那么大量重复性高、枯燥烦琐、精度要求偏高的工作都可以托付给它。尤其是在深度学习时代到来以后,计算机在医学领域已经发挥出重要作用。不少计算模型通过不断的深度训练,在很多极度需要医生经验的医学诊断岗位上已经能够达到媲美甚至超过医生的效果,能够有效地帮助医生提高诊断效率,减少医生在烦琐工作上花费的精力,可以让医生把精力用在更重要、更具思考价值的地方。

肺癌的诊断就是一项类似的工作,尤其是影像学诊断,借助计算机可以大幅提升医生的阅片效率。当下,对计算机辅助诊断方法的研究在肺结节检测方面已经取得比医生更好的结果、更快的效率,在肺结节的良恶性诊断方面也具备了一定的研究规模和应用价值。以计算机辅助的肺癌自动诊断方法正逐步向减少医务人员工作量、降低患者痛苦和经济花销方面发展。

1.5 小 结

肺癌由于其高发病率与高致死率已经成为严重威胁我国居民生命安全的癌症之一。进一步放眼世界范围,肺癌的诊断与治疗对提升人类生命安全具有十分重要的意义。具体而言,肺癌分为小细胞肺癌和非小细胞肺癌,而其中小细胞肺癌的恶性程度普遍较高,因此也更为危险。从肺癌的分期来看,TNM 分期系统详尽地给出了肺癌分期依据,可以帮助医生判断肺癌发展情况。追溯导致肺癌的因素,吸烟、空气污染、职业暴露等都可能使人罹患肺癌。随着肺癌的进展,可能会出现咳嗽、咯血、胸闷等一系列呼吸道症状,若不能及时应对,癌细胞会转移至其他部位而对生命健康造成更大的威胁。

目前,对于肺癌的诊断与病理学评估可采用多种方法,如影像学检查、活组织检查、血清学检查等,这意味着现有的医学方法在检出肺癌方面已十分有效。而肺癌的确诊并不代表对生命结束的宣判,包括手术、化疗、放疗等广为人知的方法,及靶向治疗、生物免疫治疗等针对性强的治疗手段,正在帮助患者摆脱病魔、提高生存质量。在这一背景下,若想让人们早诊断、早治疗,那么肺癌智能诊断就是需要被关注并发展的方向。尤其是在影像学诊断方面,肺癌智能诊断以更精准的结果、更高的效率辅助,甚至替代医生诊断,为人们的生命安全提供更强有力的保障。

第2章

肺癌诊断的相关医疗数据

2.1 医院信息系统和图像存档与传输系统

高速发展的信息技术已经渗透到社会的各个领域并发挥着重要的作用。尤其是创新 2.0 推动下的"互联网＋"模式，使用科技手段为各行各业带来了新的发展动能。以医疗为例，由于我国医疗设备不断完善，医院规模逐渐扩增，医院中各类医疗管理信息和复杂程度呈爆炸式增长，医院已经成为信息规模大、管理难度大的单位之一。而信息技术作为医院医疗、教学、管理中必不可少的实用技术，为医学数据的采集、存储、管理和分析带来了前所未有的影响。不仅如此，当前以人工智能和大数据为代表的新型技术，更是为医疗服务、疾病防控和健康保健等多方面数据的聚合与利用提供了全新的解决方案与模式。

信息技术在医院管理中诞生的最典型的应用是医院信息系统（Hospital Information System，HIS）。HIS 利用现代化计算机软硬件技术和信息技术等科技手段，综合管理医院中各部门人力、财力、物力信息，采集、存储、传输、处理、加工医疗活动中产生的各种数据，从而为医院提供全面自动化的管理及相关服务。HIS 诞生于 20 世纪 50 年代的美国，20 世纪 70 年代在我国出现，现在已经成为现代化医院中不可或缺的基础设施，覆盖医院业务的方方面面。在临床诊疗方面，患者门诊、住院、护理、检验、输血、拍片、手术，都会产生对应的诊疗数据和信息；在药品管理方面，药品从入库、出库到临床用药等流程也会产生对应的药品管理信息；经济管理方面的信息则包括各部门收费、病人花销、物资和设备、财务与经济核算等；另外，医疗统计、病人咨询服务、病例管理，甚至是与外部其他的信息系统之间的关联信息，都包含在 HIS 中。可以说，无论是医务工作者还是患者，当走入现代化医院时，无论是挂号、取药、检验还是手术，可能无时无刻不在与 HIS 打交道。

HIS 是怎么处理这么多繁杂信息的呢？实际上，HIS 往往会根据功能和系统进行划分，把如此大的系统分拆成许许多多的子系统，每个子系统专门负责一类信息的采集与处理。就功能上而言，一个完整的 HIS 通常包括管理信息系统、临床医疗信息系统以及面向不同业务的其他子系统。其中，管理信息系统主要是为医院服务的。医院的工作人员使用管理信息系统来管理医院的财务、人事、住院病人、药品和后勤等医院内部的事情。临床医疗信息系统的主要服务对象是医护人员。医护人员需要用临床医疗信息系统方便地收集和获取病人的临床数据,进行诊疗和临床决策,处理医嘱,生成报告等。另外,还有一些其他的子系统,比如医学图像存档与传输系统(Picture Archiving and Communication System,PACS)、电子病历系统、科研/教学支持系统等。

在 HIS 中,放射科信息系统(Radiology Information System,RIS)用来处理与放射科相关的内容,包括病人登记、报告、胶片跟踪、教学和管理信息等,同时能够存储检查报告和图像。由于放射科中的图像分析数据多、任务重,所以单独分出了PACS。在单独分出 PACS 的情况下,RIS 主要处理文字信息部分。

PACS 的出现与发展主要受益于计算机技术的发展。一方面,原本价格高昂的计算机设备随着技术的发展逐渐变得高效低廉;另一方面,医院中需要处理的医学图像越来越多。在这种情况下,PACS 在医院越来越被普遍接受,其用途也越加广泛,涵盖了数字影像数据库、医生诊断工作站、数字影像共享、医疗影像设备联网、影像处理和计算机辅助诊断等各种功能,在医院管理数字化以及实现资源共享、提升交流、远程放射学研究等多方面具有突出贡献。尤其是随着 DICOM 标准的广泛使用,PACS 的数字化功能越加标准、完善,图像获取、存储、显示、处理以及信息交换更加方便高效。

PACS 往往与 HIS、RIS 相互连接,构成一整套检查流程。以肺癌诊断为例,HIS首先对病人进行登记,把病人信息发给放射科系统并生成检查号。RIS 接收到相关信息后发送给 PACS,拍片设备根据 PACS 中的信息为病人拍片。放射科医生在拍片设备中获取影像,并将影像传入 PACS 后通过 DICOM 格式进行质量控制、阅片,该过程中影像会被保存至存档服务器并在数据库中更新。放射科医生阅片后,医生及相关工作人员通过 RIS 产生报告。整个过程中,HIS 主要负责病人的登记,RIS 主要负责患者的检查、拍片、影像诊断和报告生成,而 PACS 主要负责图像获取、存储、传输与显示等。

在肺癌诊断中,成像设备中胸部的数据图像被转化为 PACS 所需要的标准数据格式 DICOM,然后被传输到数据库服务器和存储管理系统中。患者的基本信息、病历信息及其他相关信息则通过 HIS 和 RIS 保存下来。经过医生阅片、诊断和书写报告后,肺癌相关的诊断信息也被保存在 RIS 中。三个系统之间互相配合不仅使医生能够方便快捷地诊断病情,而且使得肺癌患者的信息能够被充分利用,这也成为肺癌诊断相关医疗数据在临床上的主要来源。

2.2　影像学数据

影像学数据是医疗大数据中不可或缺的一部分,在多种计算机辅助诊断,尤其是肺癌诊断中起到重要作用。影像学数据通常存储在 PACS 中,包括不同类型的医学

图像,各自具有适用范围和限制。常见的医学图像类型包括:

① X光图像。通过 X 光获取的图像是永久性的,可以有效帮助医生复查疾病的进展,被广泛用在呼吸系统、骨关节系统和消化系统中。当 X 射线透过人体不同组织结构时,其穿透程度是不一样的。利用这个原理,当用 X 射线照射人体时,就可以在荧屏、胶片等媒介上留下黑白对比不同的影像,其中密度和厚度高的组织呈现白色,密度和厚度低的组织呈现黑色。随着科技的发展,X 光图像走向了数字化,借助计算机 X 线摄影(Computed Radiograph, CR),使用影像板代替了以往的荧屏、胶片。工作人员通过激光激励影像板,然后使用特殊的设备读出影像板中存储的数字信号,就可以在计算机上处理和显示 X 光图像了。在 CR 之后出现了更直接的数字化技术,这些技术利用平板探测器、电荷耦合器件等转换介质直接把 X 射线光子转化为数字信号,形成数字化的 X 光图像。利用 X 射线还可以进行数字减影血管造影(Digital Subtraction Angiography, DSA),通过将造影剂注射前后的数字信号进行相减,得到只有造影剂的血管图像,清晰直观地显示血管的结构。

② CT 图像。不同于 X 光图像,CT 图像使用 X 射线束穿过人体特定层面(称断层)进行扫描。X 射线通过不同的细胞组织会被吸收而产生一定衰减。衰减系数的单位一般为享氏单位(Hounsfield Unit, HU),通常规定骨骼为 +1 000 HU,空气为 −1 000 HU,水为 0 HU,其他组织的 HU 值都在 −1 000～+1 000 之间。计算机根据组织对 X 射线吸收衰减系数的不同,计算出衰减系数在断层中的二值分布矩阵,使用图像处理与显微技术将二值分布矩阵转化为灰度图像,形成 CT 图像。CT 图像的分辨率比 X 光图像要高得多,能够非常清楚地展示人体各部位的结构和密度变化,在临床上被广泛使用。

③ 超声图像。超声波指高于 20 000 Hz 的高频声波。超声成像技术根据超声波在人体内不同组织间传播所形成的不同回声,经过处理后判断人体结构。例如,在人体中,尿液、胆汁、血液等液体通常不会产生回声,会在超声图像中产生一片液性暗区;肝、脾、心肌等部位产生的回声较低弱,在超声图像中产生均匀细小、强度中等的光点;心内膜、肾包膜、胆囊壁等部位会产生较强回声,在超声图像中产生较强的密集光点;肺、胃肠道等含气的部位则会在超声图像中产生强烈的反射。超声图像被广泛应用于检查实质性脏器的大小和形态、囊性器官的形态和功能、心脏和血管结构、积液、胎儿状况和引导细胞组织学活检等。

④ MRI 图像。MRI 图像是传感器接收到的人体内氢原子核在巨大、恒定、均匀磁场中受到射频脉冲激动后产生的共振信号,经过计算机处理后产生的断层图像。在临床中应用于全身各系统的成像诊断,尤其在颅脑、脊髓、心脏大血管、关节骨骼、软组织及盆腔等部位有较佳效果。

⑤ 放射性核素图像。放射性核素图像将放射性药物引入受检者体内,药物中包含的放射性核素会进入成像组织,通过测定放射性核素在体内的分布进行成像。常见的放射性药物有锝-99 m、碘-131 等,常用的显像仪器主要有 γ 照相机和发射性计

算机断层照相机。放射性核素图像主要应用于肿瘤显像和心脑血管系统、神经系统、消化系统、呼吸系统、泌尿系统、内分泌系统、骨骼和血液系统的诊断。

⑥ 内镜图像。内镜是一种通过人体自然腔道送入体内,用来检查体内疾病的光学仪器,可以分为硬式内镜、可曲式内镜、纤维内镜和电子内镜。内镜主要用于观察脏器内腔病变、确定病变部位和范围,并可以用于照相、活检和一些治疗中。内镜图像可以用来对消化道和支气管进行诊断。

在肺癌的诊断中,通常使用到的数据包括 X 光图像、CT 图像、超声图像、PET-CT 图像等,其中用处最广、适用性最强的图像诊断数据是 CT 图像和 PET-CT 图像。中华医学会发布的《肺癌临床诊疗指南》建议在对疑似肺癌患者进行诊治前,对患者进行胸部增强 CT 检查。而在现在的计算机辅助肺癌诊断中,也通常将 CT 图像或 PET-CT 图像作为诊断肺癌早期病灶的依据。

在 PACS 中,医学影像的存储并非简单地存放图片,而是一种包含大规模图片存储、图片检索、图片归档和图片查阅的多功能医学影像存储。因此,PACS 对存储的效率、安全性和标准有更高的要求。DICOM 标准是医学图像和相关信息的国际标准,定义了可用于数据交换的医学图像的格式与存储要求。正因为有了 DICOM 标准,PACS 才能够实现对医学成像设备的互联互通,医院信息系统之间才能够有效集成。目前,DICOM 标准是世界范围内的大部分设备厂商所遵循的标准。

DICOM 标准将数据以如图 2-1 所示的 DICOM 格式保存。DICOM 格式包括患者的姓名、性别、年龄等信息,还包括如图像的设备信息、患者信息、图像序列信息等图像相关信息。DICOM 文件包括一个 DICOM 文件头和一个 DICOM 数据集合。文件头中包含 128 字节的文件导言、4 字节的 DICOM 前缀(一般为“DICM”)和其他的一些有用信息,如文件来源等。数据集则由多个数据元构成,每个数据元包括一组标签(TAG)和标签对应值的相关信息。

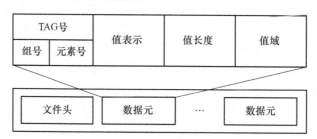

图 2-1　DICOM 格式结构

当前 DICOM 3.0 标准中的标签大概分为四部分:患者(Patient)、病例(Study)、图像序列(Series)和图像(Image),分别表示患者、某次检查、该次检查产生的图像序列和序列中图像的信息。每个 DICOM 的标签都由两个十六进制数(Group,Element)确定,如(0010,0010)标签表示“Patient's Name”,这个标签对应的字段下存储了患者的姓名。以某患者的一次 CT 检查为例,标签对应的患者、病例、图像序列和图像信息如表 2-1~表 2-4 所列。

表 2 - 1　DICOM 标签示例——患者类

组　　号	元素号	标签含义
0010	0010	患者姓名
0010	0020	患者 ID
0010	0030	患者出生日期
0010	0032	患者出生时间
0010	0040	患者性别
0010	1030	患者体重
0010	21C0	患者怀孕状态

表 2 - 2　DICOM 标签示例——病例类

组　　号	元素号	标签含义
0008	0050	检查号,标志患者做检查的次序
0020	0010	检查 ID
0020	000D	检查实例号
0008	0020	检查日期
0008	0030	检查时间
0008	0061	一个检查中含有的不同检查类型
0008	0015	检查的部位
0008	1030	检查的描述
0010	1010	做检查时患者的年龄

表 2 - 3　DICOM 标签示例——图像序列类

组　　号	元素号	标签含义
0020	0011	序列号
0020	000E	序列实例号
0008	0060	检查模态(区分数据是 MRI、CT、CR、DR 等)
0008	103E	检查描述和说明
0008	0021	检查日期
0008	0031	检查时间
0020	0032	图像左上角在坐标系的坐标
0018	0050	切片厚度
0018	0088	切片与切片间的间距
0018	0015	身体部位

表 2 - 4 DICOM 标签示例——图像信息类

组　号	元素号	标签含义
0008	0008	图像类型
0008	0018	标准作业程序实例 UID
0008	0023	图像拍摄日期
0008	0033	图像拍摄时间
0020	0013	图像码
0028	0002	图像采样率
0028	0004	区分彩色或灰度图像
0028	0010	图像行数
0028	0011	图像列数
0028	0030	像素间距
0028	1050	窗位
0028	1051	窗宽
0028	1052	图像截距
0028	1053	斜率
0028	1054	输出值单位

在标签外,值表示字段用来描述信息的数据类型。如"CS"表示一段最多包含 16 个字符的字符串,"LO"表示一段最多包含 1 024 个字符的长文本,"PN"表示病人姓名。如果一条数据元中的值表示字段为"PN",那么这条数据元的值域字段就是患者的姓名了。类似地,图像数据也由对应的字段表示。此外,数据长度表示值的数据长度,而值则表示在一条数据元中存储的数据(如患者姓名、图像数据等)。

2.3　电子病历数据与患者临床信息

病历是一个人的健康史。通常个人的基本信息、就诊信息、手术记录、医嘱、检验记录等各类信息都会被记录在病历上。也就是说,了解了病历,也就了解了一个人的健康档案。而相比于病历,电子病历的出现则将一个人的健康史表现得更加淋漓尽致。电子病历不仅无需人力维护,而且在纸质病历的基础上,记录了病人全部的医疗信息和所有的医疗过程,提供了方便且强大的浏览、查询方法,大大减少了人力资源的浪费,提高了查阅和管理效率。电子病历数据通常存储患者的基本信息、疾病主诉、检验数据、诊断数据和治疗数据等,是最主要的医疗数据来源之一。

医院中,电子病历通常作为 HIS 的一个子系统进行管理。一方面,电子病历系统所提供的患者信息是 HIS 的信息基础;另一方面,电子病历系统也依附于 HIS,从 HIS 的各个子系统中录入患者的信息。这些信息产自不同的就诊环节或 HIS 的不同子系统中,包括结构化的数据库信息和非结构化的图像文本信息。电子病历系统将这些信息按类别和时间顺序进行整合,建成一份完整的病历。

可以说,医院中电子病历所蕴含的数据在规模和价值方面都是最大的。特别是当电子病历系统与其他临床信息系统整合后,能够提供医院内几乎各科室患者的临床信息和临床数据。而且随着医院内就诊患者的增加,通过电子病历系统和其他临床信息系统整合的数据规模将会越来越大,所蕴含的患者临床信息和医学知识也将会越来越多,因此这些数据在指导医生诊断和做出医疗决策方面,以及在基于数据驱动的人工智能算法在医学诊疗中的应用方面能够发挥重要作用。

尽管电子病历内容丰富、数据价值大,但是对于使用计算机进行辅助诊疗而言,使用电子病历作为数据来源进行自动化诊疗存在各种各样的难点。

一方面,病历数据中包含病人信息,这些信息属于患者隐私;而且,病历具有法律效益,记录了病人诊疗的全过程,是医务人员执行医疗行为的记录和依据,在医疗纠纷、民事服务中起到重要作用,所以通常来说,电子病历系统必须包含一定的安全机制,使病历信息很难被获取。而无论是从隐私角度或是利益角度,病历数据也很难做到在医院、企业间互联互通,致使病历数据难以构成大规模、可利用的大数据。

另一方面,病历中虽然有一部分如患者的姓名、年龄、性别等表格数据来自于数据库的结构化数据,但是80%以上的数据都是由文本构成的非结构化数据。在各类数据分析方法中利用这些非结构化数据是非常困难的,因此如何将非结构化的医疗数据转化为计算机能够利用的结构化数据,也是基于数据分析的各类计算机辅助诊疗方法和系统遇到的难题。

除影像学数据和电子病历数据以外,通常还可以从来自检验信息系统(Laboratory Information System,LIS)的医学检验数据,以及来自 HIS 的费用数据、基因测序数据、药品流通数据、体检数据和智能穿戴数据等多种渠道获取患者临床信息。不同来源的医疗数据构成了医疗大数据,也支持了相应诊疗系统中各种医疗检验方法的应用。

2.4 医疗数据在智能肺癌诊断中的使用

虽然医学数据的来源和类型多种多样,但是在目前的智能肺癌诊断中,用到的医疗数据的来源和形式却相对单一。现在对计算机辅助的智能肺癌诊断的研究主要集中在肺癌的早期筛查上,也就是对肺癌早期病灶——肺结节的诊断。

CT 图像是目前肺结节诊断中最常用的数据。目前这方面最有名、使用最广的数据集是由肺图像数据库联盟(the Lung Image Database Consortium,LIDC)和图像数据库资源计划(Image Database Resource Initiative,IDRI)建立的 LIDC-IDRI数据集。这个数据集的构建由美国国立癌症研究所(NCI)发起,由美国国立卫生研究院基金会(FNIH)和食品药品监督管理局(FDA)推动参与,共包含 1 018 个病例的

DICOM 格式的 CT 数据,在建立以后经过不断推动,成为计算机领域从事相关计算机辅助诊断研究的科研人员使用最为广泛的早期肺癌诊断数据集。

下面以 LIDC-IDRI 数据集为例,简述医疗数据在智能肺癌诊断中的应用。

1. 数据采集

在医疗数据的采集中,通常需要结合医院的 PACS 系统。然而,数据的采集并不容易,面临的问题包括:应该采集哪些数据? 采集的标准是什么? 如何保证采集中不涉及敏感信息? 通常来说,从医院中采集数据不仅需要经过相关部门的审批,而且需要根据相关标准对可能导致隐私问题的数据采用脱敏处理。

举例而言,LIDC-IDRI 数据集中的病例数据主要来源于 7 个学术机构的 PACS 系统。这些数据的采集标准是由 12 位由放射医生和计算机辅助诊断研究者组成的 LIDC 成员通过无数次电话会议决定的。比如,标准规定肺癌诊断所采用的 CT 影像应是标准剂量 CT 扫描或低剂量 CT 扫描;扫描时图像的准直和重建间隔要小于 3 mm;数据采集过程中不限制扫描仪间距、曝光、管电压和重建算法;采集的 CT 图像中肺结节在 3~30 mm 的范围内;CT 图像中允许包含肺结节以外的其他反常情况、图像噪声、金属伪影等。有了这些采集标准,才能够保证采集到的数据能够用于最先进的智能肺癌诊断任务中。

在安全方面,LIDC-IDRI 数据的采集经过了充分的考虑。所有数据的采集都经过了当地医学伦理委员会的审批,并且按照用来管理医疗电子数据交换的 HIPAA 法案中的相关规定,对所有的 DICOM 文件头中受保护的健康信息和可能导致隐私问题的信息使用匿名化软件作了消除处理。

2. 数据标注

想让孩子认识一匹马,就需要告诉孩子哪些是"马",哪些不是"马"。计算机也一样,想让计算机认识医疗图像中有没有肺癌病灶,就需要告诉计算机哪些是肺癌病灶,哪些不是。数据标注就是为数据添加上正确的结果,让计算机能够知道一份数据对应的结果是什么。

在人工智能领域,常见的数据标注包括分类标注、标框标注、区域标注、描点标注等。如图 2-2 所示,分类标注是对一份数据(无论它是数值、图像、文本、语音还是视频)打一个"类别"标签,常用在图像分类、垃圾邮件分类、文本词性标注等各项任务中。有了这个标签,计算机就能够知道数据到底对应哪一个分类,也就能进行学习了。

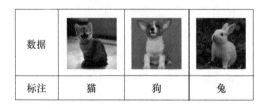

数据			
标注	猫	狗	兔

图 2-2 动物分类的分类标注示例

标框标注主要针对目标检测任务,通常在图像中为目标区域以画框的形式打标签,如图 2-3 所示。举例来说,如果想让计算机在图像中找到"老虎",就需要计算机学习如何找"老虎"。这需要拿着一堆有"老虎"的图片,告诉计算机"老虎"在哪个位置,再告诉计算机这是"老虎",计算机就可以学习了。标框标注就是在图片中给"老虎"画一个方形框,在框上标上"老虎"的标签,用这样的形式告诉计算机目标的位置和类别。而在肺癌诊断,尤其是对肺结节的诊断中,通常需要在 CT 影像里找到肺结节的位置,标框标注就是一个非常适合检测肺结节的标注方式。

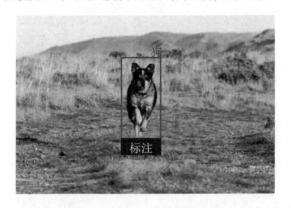

图 2-3 动物检测的标框标注示例

区域标注是比标框标注更准确的标注方式,通常用在分割任务中。相比于标框标注只在目标上画一个方形框的形式,区域标注通常会仔仔细细地把目标的轮廓描绘下来,如图 2-4 所示。这样,计算机不仅能够学习到"老虎"在哪里,还能够把"老虎"在图像中的轮廓给"分割"出来。所以,区域标注适用于对目标轮廓要求更高的图像分割任务,在肺癌诊断中也经常被用到。

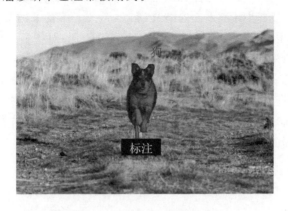

图 2-4 动物分割的区域标注示例

描点标注是使用若干个点表示一个目标,如图 2-5 所示。比起画框、描轮廓的方式,描点标注只把需要识别的"老虎"用几个点表示。比如在"老虎"的头上、背部、腹部和四肢分别标一个点,就可以用这几个点表示一只"老虎"了。这种标注方式的常见应用有人脸识别(把人的眉毛、眼睛、鼻子等关键点作为标注点)和姿势识别(在人体的骨骼区域标注)等。

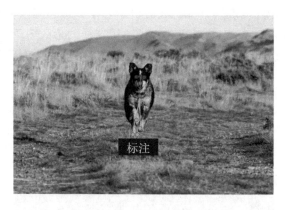

图 2 - 5　描点标注示例

医疗数据的标注小部分来自医院信息系统中本身存在的诊断或检验信息,而大部分数据则需要医生根据任务内容进行手工标注。而且为了使数据标注准确严谨,有时需要多位医生进行匿名标注,然后取不同医生的标注结果进行对照后来确定医疗数据的正确标注。目前的智能肺癌诊断任务通常在早期病灶检测中使用标框标注或区域标注,在早期病灶诊断中采用分类标注。

以 LIDC-IDRI 数据集为例,这套数据集的标注主要采用了区域标注,共有 12 名放射科医生参与。标注步骤分为匿名标注和非匿名标注两个步骤。在标注步骤中,每份数据都要求有 4 位放射科医生根据 12 位 LIDC 成员拟订的标准,使用计算机检查胸部 CT 图像,查看图像中是否有病变区域。对于病变区域,需要将它们标记为"大于 3 mm 的结节"、"小于 3 mm 的结节"和"大于 3 mm 的非结节"三类。对于第一类病变区域,医生需要使用计算机软件描绘结节的轮廓;对于另外两类,医生需要使用计算机软件点出病变区域的三维中心。在匿名标注步骤中,各放射科医生单独标注,无法知道其他医生标注的结果,以避免医生间互相影响。在非匿名标注步骤中,医生会各自查看自己和其他医生的标注结果,然后修改自己的标注,形成一个最终版本的标注结果。通过匿名和非匿名的标注,数据集经历了一个全面完整的标注过程,因而具备相对准确的标注结果。

2.5　小　结

医院医疗、教学、管理都与数据密不可分,而信息系统的发展为医学数据的采集、存储、管理和分析产生了前所未有的影响,以人工智能和大数据为代表的新型技术更是为医疗服务、疾病防控和健康保健等多方面数据的聚合与利用提供了全新的解决方案与模式。在这些技术的推动下,诞生了一批被广泛使用的信息系统。HIS 建设用于综合管理医院中各部门人力、财力、物力信息,采集、存储、传输、处理、加工医疗活动中产生的各种数据。PACS 将医学影像数字化,提供图像获取、存储、显示、处理以及信息交换等高效功能。

讨论到智能肺癌诊断,势必会涉及相关医疗数据,影像学数据为重中之重,其为计算机辅助诊断提供了必要依据。这些数据包括 X 光图像、CT 图像、MRI 图像、内镜图像等,其中 CT 图像或 PET – CT 图像通常作为诊断肺癌早期病灶的依据。结合 PACS 和 DICOM 标准,CT 数据可以被标准化地保存在系统中以供调阅。另外,电子病历数据与患者临床信息也是诊断中不可或缺的,还有来自 LIS 的医学检验数据,以及来自 HIS 的费用数据、体检数据等信息,共同组合成为医疗大数据,作为智能诊断的依据。

第**3**章

人工智能理论基础

近年各行各业数据量的井喷式增长以及计算能力的提升为人工智能技术注入了新的活力与动能,带来了人工智能算法领域前所未有的研究热度,以机器学习和深度学习为代表的人工智能方法得到了快速发展。人工智能在医学中的应用也逐渐落地生根。接下来,本章将从机器学习,尤其是深度学习的角度,介绍人工智能中的理论基础和相关任务。

3.1 机器学习基础

3.1.1 机器学习分类

机器学习是一门多领域交叉学科,涉及概率论、统计学、逼近论、凸分析、计算复杂性理论等多门学科。机器学习理论主要是设计和分析一些让计算机可以自动"学习"的算法。通俗地说,机器学习是让计算机从数据中挖掘有价值的信息,从现有数据中学习到一种适用于各种情况的解决方法。

根据训练数据是否有标签,机器学习可以分为监督学习、无监督学习和半监督学习。

在监督学习中,每份数据都有对应的标签。人工智能方法通过训练数据的标签指导机器的学习,让机器能够学习到那些具有判别性的特征,然后对未知的数据进行预测。把学习的过程用一种不是特别贴切的比喻来看,每份数据可以看作是一个问题,而标签则对应一个问题的答案,判别性特征可以认为是问题的解决方法,未知的数据则可以看作是一场考试中未知的问题。这个过程类似于在训练的过程中,让机器人解答问题,然后使用这个问题的答案去指导机器人的解答。在不断使用答案指导机器人解答的过程中,机器人能够学习到每个问题的正确解答方式。这样,机器人就能够在考试中解答未知的问题了。

无监督学习指训练数据中的样本没有标签,通过无监督机器学习算法可从数据中发现某些数据之间的约束关系,如关联关系、距离关系等。在无监督学习中,由于机器人获取不到答案,所以对问题的解答由原本的根据答案修订变为根据问题本身提供的约束,让机器人寻找满足约束的解法。聚类算法是典型的无监督算法,根据给定的度量指标,将"距离"相近的样本聚集到一起。

半监督学习指介于监督学习和无监督学习之间的一种学习方式。训练数据既包含一些有标签的数据,也包含一些无标签的数据。如果假设有标签数据和无标签数据都是从同一分布采样而来,那无标签数据中就含有一些数据分布的信息,可以作为有标签数据之外的补充。这种情况在现实中也是非常常见的。

3.1.2 机器学习流程概述

一个完整的机器学习流程通常涉及多个环节,各个环节之间相互依赖。下面以一个具体的实例来直观地说明整个流程,然后以数学语言阐述整个过程。

1. 示 例

图像分类任务是机器学习中非常经典的一类任务。在这个任务中,机器接收一张图片,经过一个机器学习模型,产生这张图片的类别标签。一个非常典型的图像分类任务叫作"猫狗大战",在"猫狗大战"中,机器需要通过一系列猫和狗的图像训练机器学习算法,产生一个机器学习模型。该模型能够区分输入的图像到底是一张猫的图像还是一张狗的图像。本小节以图像分类任务进行举例,描述机器学习的流程。在图像分类中,机器首先需要建立一个模型,并使用标注好类别标签的图片数据训练模型,使训练得到的模型能够对输入的图像正确分类。要实现上述功能,在机器学习中通常需要如下几个步骤:

① 图片特征提取。在计算机中图像都是以像素的方式离散存储的,而单个像素携带的信息很难让模型直接去学习。为了让计算机能够准确地识别分类,需要提取一些有区分性的特征,比如图像中前景物体的颜色、风格等。提取特征的过程被称为特征工程,这些特征既可以是人为定义的,也可以是算法自动提取的。前者是传统机器学习的必要步骤,后者通常采用深度学习方法。

② 模型建立。提取到特征后,需要选择一个合适的模型来建模。一般来说,机器学习模型有非常多的选择,如传统的机器学习模型有逻辑回归(logistic regression)、随机森林等。当前,随着深度学习的兴起,基于深度学习的方法也逐渐开始流行起来,其中包括循环神经网络、卷积神经网络等。尤其是在图像分类中,卷积神经网络已经逐渐成为处理图像的主流方法。一个机器学习模型可以看成是一个复杂的函数 $y = f(X; \theta)$,其目的是建立输入 X 到标签 y 之间的映射,θ 是模型的参数。

③ 损失函数(loss function)和优化求解。模型的选择相当于确定一个用于预测的模型的结构。这个结构给出一个模型长成的样子,以及包含哪些参数。但是,参数具体的值(又称权重)却并非结构能够给出的。在这些权重没有确定之前,模型通常无法进行准确的预测,这些权重也就是模型需要学习的内容。那么如何调整模型使它可以完成有意义的预测呢?在以图像分类为例的监督学习中,一个非常重要的概

念叫作损失函数。损失函数用来衡量模型输出与标签之间的差异程度。机器首先需要一个数值来"指导"模型预测的对错,这个数值叫作损失函数值,由损失函数产生。当预测结果与标签差异偏大时,损失函数值较大,反之则较小。基于损失函数给出的值,模型的学习过程可以表示对损失函数的最优化方案,可以通过优化方法对损失函数进行求解。

2. 数学模型

以上述例子代表的分类模型为例,给出分类的数学模型。假设有一批包含 N 条数据的训练集,用集合 $X=\{(x_i,y_i) \mid i=1,2,\cdots,N\}$ 表示。每一个样本 x 都有对应的标签 y。其中,$x_i \in R^d$ 表示每个样本是一个 d 维向量,标签 y 是一个离散值序列 $y_i \in Y=\{0,1,2,\cdots,K\}$,表示样本 x_i 所属的真实类别,K 为类别的种类数。这个分类任务的目的是建立一个能完成分类的模型,该模型可以表示成 $f:R^d \rightarrow R^K$。模型的输入是 d 维向量,经过映射 f,输出每个类别的概率分布 $P(Y|x_i)=f(x_i;\theta)$,这样就可以取概率最大的类别作为结果,即 $y_i^*=\arg\max(P(Y|x_i))$。

假如已经选定一个算法作为使用的模型结构 f,那么面临的问题就变成如何量化模型预测的结果 y_i^* 与真实标签 y 之间的差距,以及通过这个差距对模型进行优化。一种比较直接的方法是直接通过比较 y_i^* 与样本真实标签 y 是否相同来评价模型的好坏。如果模型能对训练集中的大部分样本进行正确预测,那该模型可能就是一个优秀的模型,否则可能是一个不好的模型。但是这种定性的说明并不直观,而且难以优化。因此,我们需要一种可以量化这个差距的数值化表示,也就是损失函数。

通常来说,损失函数是一个非负实值函数,用 $L(y,f(x;\theta))$ 表示。在机器学习中,通过在训练集 x 上最小化损失函数来训练模型,调整 f 的参数 θ,使损失函数值降低。当损失函数取最小值时,也就找到了一个不错的模型。这个过程称为优化求解。整个过程可以表示如下:

$$\theta^* = \arg\min\left[\frac{1}{N}\sum_{i=1}^{N}L(y_i,f(x_i;\theta))+\lambda\Phi(\theta)\right] \tag{3.1}$$

式中:前面的均值函数表示的是经验风险函数;L 表示的是损失函数;后面的一项是正则化项(regularizer),可以是 L_1 也可以是 L_2,或者其他正则函数。

式(3.1)表示找到使目标函数最小的 θ 值。不同的损失函数有不同的表示意义,通常损失函数的设计会直接影响模型的预测性能。另外,不同的损失函数得到的结果可能也不同。

在实际优化时,常常无法一步到位直接找到合适的参数,因此在机器学习中,一种比较通用的方式是使用迭代式的方法逐步逼近最优值。整个过程如图 3-1 所示,对训练集 x 使用模型 $f(X;\theta_0)$ 进行预测,其中 θ_0 表示初始参数,然后对预测的结果与样本真实标签利用损失函数计算损失值,优化方法会根据当前损失值对参数进行调整,得到 θ_1。重复上述过程,持续迭代,直到该算法发现损失可能最优的模型参数。通常,模型可以不断迭代,直到总体损失不再变化或变化极其缓慢为止,这时称该模型已收敛或达到最优。

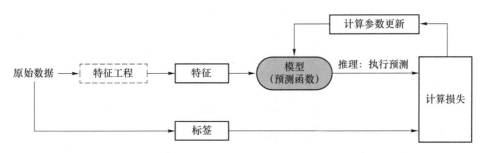

图 3-1 机器学习算法迭代过程

　　需要注意的是,训练模型的目的不是让模型在训练集上取得不错的效果,而是希望模型从训练集中学会面对未知的样本,从而能够对新样本进行预测。一个极端的情况是,我们得到了一个模型,它能完美地拟合训练数据,能完全正确地预测所有的训练样本,但是在新样本预测的表现上却十分糟糕,这种现象在机器学习中被称为过拟合;另一种情况是模型"竭尽全力"也无法在训练样本上取得令人满意的结果,这种现象被称为欠拟合。

3.1.3 机器学习任务关键方法

1. 模型的评价指标

　　一个模型的好坏通常可以根据特定的指标或损失函数来评价。由于在机器学习中,损失函数是指衡量模型错误程度的函数,因此一些损失函数的值常被用来作为评价一个模型的方式。需要注意的是,模型训练时采用的损失函数未必与模型评估时的损失函数一致,如在多分类任务中常用的训练损失函数为交叉熵损失函数,而评估模型时则不一定。常见用来评价模型的损失函数有 0-1 损失函数、平方和损失函数、绝对值损失函数、对数损失函数、交叉熵损失函数等。除损失函数外,评价模型结果好坏的指标还包括一些常见的数值指标,如分类任务中的查准率、查全率等。

2. 模型的评价方法与交叉验证

　　机器学习的目的不仅是使学习到的模型对已知的数据具备良好的预测性能,而且需要对未知的数据具备同样良好的预测能力。因此,常将获取到的全体数据按一定的比例划分为训练集和测试集,机器学习模型在这两个子集上的误差分别称为训练误差和测试误差。一般地,训练误差反映模型的训练程度,测试误差反映模型的泛化(generalization)性能,即模型对未知样本的预测能力。这种通过使用不同的数据集来评估模型性能的方法称为交叉验证(cross validation)法。为了进一步减小由于数据划分带来的额外误差,常采用 K 折交叉验证(K - fold cross validation)的方式来计算模型的平均误差,即将总样本等量地划分为 K 个子集,每次选取 $K-1$ 个子集作为训练集,剩余一个子集作为测试集,循环 K 次,每次取不同的训练集和测试集训练并测试模型,记录下该种划分下的模型误差,最后对 K 个误差取均值。

3. 梯度下降

梯度下降(gradient descent)算法一般用于神经网络模型中参数的训练。对于确定的损失函数 L,参数 ω 的规律更新为

$$\omega_t \leftarrow \omega_{t-1} + \delta \cdot g_t \tag{3.2}$$

式中:ω_t 表示第 t 轮迭代更新后的 ω 参数值;ω_{t-1} 表示第 $t-1$ 轮迭代更新后的 ω 参数值;δ 表示学习率(learning rate);g_t 表示第 t 轮迭代计算的损失函数关于参数 ω 的负梯度,其定义如下:

$$g_t = -\frac{\partial L}{\partial \omega} \tag{3.3}$$

一次利用单个样本进行参数迭代的梯度下降称为随机梯度下降(Stochastic Gradient Descent,SGD),此种梯度下降算法每次只处理一个样本,因而运算速度快,但是参数更新方向会随着样本的变化多次发生变化,参数更新不稳定。一次利用所有样本进行参数迭代的梯度下降称为批量梯度下降(Batch Gradient Descent,BGD),此种梯度下降算法易得到训练集的全局最优解,但是大量的梯度计算使得参数迭代速度慢。随机梯度下降与批量梯度下降的折中算法称为最小批量梯度下降(Mini - Batch Gradient Descent,MBGD)算法,该算法一次使用固定数量的一个批次样本进行参数更新,既稳定了参数更新的梯度方向,又维持了相对高的运算速度。

在传统的梯度下降算法中学习率是不变的,研究表明,自适应的学习率能够加快模型的收敛,因此,多种改进的梯度下降优化算法被提出,常见的优化算法有RMSprop、Adagrad、Adadelta、Adam 等。

4. 早 停

研究表明,一般在机器学习模型的训练过程中,模型的训练误差随着训练次数的增加而不断降低,而测试误差随着训练次数的增加出现先降低后升高的状况,我们称之为过拟合现象,如图 3-2 所示。也就是说,模型过度拟合了训练数据样本分布中独有的规律,而非拟合总体数据样本分布的本征规律。因此,过拟合现象同时也意味

着模型泛化性能的降低。模型应该什么时候停止呢？研究者们目前已经提出了很多训练的方式来解决这一问题。其中,早停(early stopping)是一种常见的做法。早停法在训练的过程中监测模型的某个性能指标,若在预设的等待时间内该性能指标不再上升,则停止继续训练。

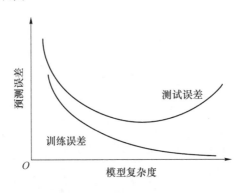

图 3-2　模型过拟合现象

3.2　深度学习基础——神经网络技术简介

随着神经科学、认知科学的发展,我们已经知道人类的认知行为与大脑的活动有关。人类的大脑是一个可以产生意识、思想和情感的器官。受到人脑神经系统的启发,早期的神经科学家构造了一种模仿人脑神经系统的计算处理系统,称为人工神经网络,简称神经网络。在机器学习领域,神经网络是指由多层大量的相互连接的节点(或人工神经元)构成的网络结构模型。这些人工神经元节点以分布式方式相互缠绕,共同学习,它们之间的连接强度是可学习的参数,通过优化节点之间的计算参数来达到最终的合理的输出。人工神经网络模型结构的简单构建方式如图 3-3 所示。在人工神经网络中,输入数据以多维向量的形式放到输入层,输入层会将输入数据分配给隐藏层。然后,隐藏层对来自前一层的输入进行计算。经过若干个隐藏层的计算后,计算结果被送入输出层。我们通常把数据从输入层输入,到输出层输出结果的这一过程称为一次前向传播。在输出层输出结果后,输出层会将结果与数据的真实标签通过损失函数计算损失,损失会反向传输到隐藏层,在隐藏层根据梯度下降方法更新隐藏层的参数后,继续反向传输损失,直至所有隐藏层的参数被更新完毕。这一过程被称为一次反向传播。前向传播与反向传播构成了神经网络的学习过程。处理复杂任务往往需要较多层的神经网络,当有多个隐藏层堆叠在一起时,通常被称为深度学习。

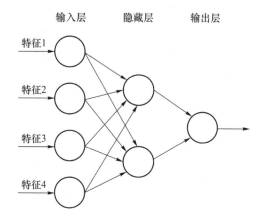

图 3-3　简单的三层前向神经网络结构图

3.2.1　前向传播

神经网络通常由输入层、隐藏层和输出层组成。输入层通常由神经网络接收的输入数据 $X = \{x_1, x_2, \cdots, x_N\}$ 组成。在前向传播中,输入层与隐藏层相连接。每个隐藏层都由若干个神经元组成,每个神经元都与前一层输出的数据直接相连,通过连接的权重,对前一层输出的数据做加权求和和非线性激活运算。以第一个隐藏层中的第 k 个神经元为例,设该神经元的输出为 $a_k^{(1)}$,这个神经元的输入为上一层的输出 X,则 $a_k^{(1)}$ 的计算公式如下:

$$a_k^{(1)} = g\left(\sum_{i=1}^{N} w_i x_i + b\right) \tag{3.4}$$

式中:w_i 和 b 是这个神经元中的参数;$g(\cdot)$ 是一个非线性激活函数,将在下一节介绍。

设第一个隐藏层中有 l_1 个神经元,那么第一个隐藏层中每个神经元经过计算后,产生的这一层的输出为 $a^{(1)} = \{a_1^{(1)}, a_2^{(1)}, \cdots, a_{l_1}^{(1)}\}$。$a^{(1)}$ 又将作为下一层的输入参与到下一层的运算中。经过若干层隐藏层的计算后,最后一层隐藏层的输出被送入输出层。输出层中的神经元数目通常与任务要求相关,如二分类问题中,该层神经元数目一般被设置为 1 或 2。当设置为 1 时,可以认为输入经过神经元的非线性激活映射到 $[0,1]$ 区间后,得到的结果 h 以 0.5 为阈值区分正类和负类,即

$$\text{output} = \begin{cases} 0, & h \leqslant 0.5 \\ 1, & h > 0.5 \end{cases} \tag{3.5}$$

式中:output 为神经网络输出的分类结果。

当神经元数目被设置为 2 时,可以取以两个神经元的序号为分类结果,即第一个神经元的输出表示负类,第二个神经元的输出表示正类,若第一个神经元的输出大于第二个神经元的输出,则认为分类结果是负类,反之则认为是正类。

每个隐藏层输出的结果通常被看作是隐藏层提取到的特征。因此,隐藏层所做的运算也可以被视为提取特征的过程。在神经网络中,数据被送入输入层,经过隐藏层提取特征,最后被送入输出层产生结果的过程称作一次前向传播。前向传播如图 3-4 所示。

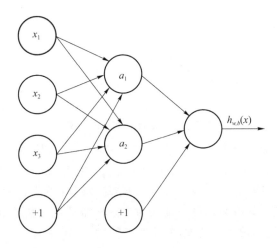

图 3-4　前向传播

3.2.2　激活函数

在神经网络中,激活函数是一个非常重要的函数。让我们将视线聚焦到神经元上。还记得 3.2.1 小节的前向传播中在神经元的运算中提到的激活函数 $g(\cdot)$ 吗?如果没有激活函数,每个神经元所进行的操作都将只是一个单纯的线性加权求和而已。而激活函数的作用,就是在加权求和的基础上,提高运算的复杂性。

激活函数可以有多种形式,一般可以分为线性(linear)函数和非线性(nonlinear)函数。线性函数所能实现的功能较为局限,即使多层线性函数同时应用,其能表示的变换结果仍然是线性的。但线性模型也有不少场合可以应用,使用它们可以降低计算的复杂性,在一些对实时性要求高,而准确率要求没那么高的场合能发挥很好的作用。

通常情况下,非线性函数更能表示客观世界的特点。比较常用的非线性函数有 Sigmoid 函数和 Tanh 函数等。Sigmoid 函数与 Tanh 函数在函数图像上比较类似,两个函数的定义域都是全实数空间,所不同的是,Sigmoid 函数的值域为$[0,1]$,而 Tanh 函数的值域为$[-1,1]$。相对而言,Sigmoid 函数使用得较为广泛,其函数表达式为

$$\text{Sigmoid}(z) = g(z) = \frac{1}{1+e^{-z}} \tag{3.6}$$

Sigmoid 函数的图像如图 3-5 所示。

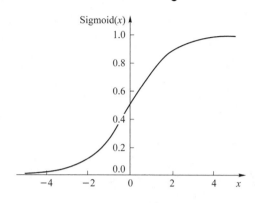

图 3 - 5　Sigmoid 函数的图像

Sigmoid 函数将函数的输入值全部转化到[0，1]之间，从而使之更为适合神经网络。因为神经网络中的节点通常只有两个状态，正以"1"表示，负以"0"表示，将数值全部转化到固定的区间，就可以通过设定阈值来决定节点的激活情况。

在以往的研究中，研究者们曾一度认为非线性激活函数要远比线性激活函数强大得多。但随着深度学习理论的发展，研究者们发现，线性函数在对抗梯度消失和提高运算效率方面具有独特的优势，能够有效应对训练过程中遇到的稀疏特征，尤其适用于深度学习这种可以不断叠加神经网络层数的方法。因此，近年来以修正线性单元(Rectified Linear Units，ReLU)为代表的线性函数及其改进方法也在深度学习的研究中得到广泛应用，其函数表达式为

$$\mathrm{ReLU}(x) = \begin{cases} x, & x > 0 \\ 0, & x \leqslant 0 \end{cases} \tag{3.7}$$

ReLU 函数的图像如图 3 - 6 所示。

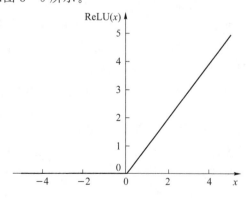

图 3 - 6　ReLU 函数的图像

3.2.3　反向传播

前向传播是从数据输入到输出的一次神经网络预测过程，而反向传播则是将预

测结果与真实结果进行比较后,反向更新神经网络中各层神经元参数的过程。也就是说,反向传播大体上可以看作两个步骤的叠加,其中第一个步骤是比较预测结果和真实结果,第二个步骤是优化求解神经网络中的参数。

比较预测结果和真实结果是否相似的指标有很多,如预测的准确率、召回率等。但是在神经网络模型的训练过程中,由于整个机器学习的流程可以看作是对损失函数的优化,所以训练过程中通常以损失函数作为比较的方式,通过损失函数的大小衡量预测结果和真实结果间的偏差程度。在神经网络中常用的损失函数有很多,如交叉熵损失(cross–entropy loss)、均方误差损失(Mean Square Error,MSE)、平均绝对误差(Mean Absolute Error,MAE)等。以 MSE 为例,如果一个神经网络采用MSE 作为损失函数,设 M 个数据经过输出层产生的预测值是 $\hat{y} \in R^M$,数据真实标签是 $y \in R^M$,则损失 l 的计算方式如下:

$$l = \frac{1}{M} \sum_{m=1}^{M} (y_m - \hat{y}_m)^2 \qquad (3.8)$$

在求解到预测结果和真实结果之间的损失后,神经网络就可以利用这个损失反向更新每一层的网络参数了。在神经网络中通常采用的优化方式叫作梯度下降法。梯度下降法的原理较简单,主要通过计算损失函数 l 对于参数 θ 的梯度,根据参数更新公式,更新网络中的参数。以在前向传播中讲到的第一层的第 k 个神经元为例,在前向传播中,这个神经元做了一个经过激活函数激活的线性加权操作,其中涉及的参数包括 $W_k^{(1)} = \{w_1, w_2, \cdots, w_N\}$ 和 b。在反向传播中,这个神经元的运作方式如下:

$$W_k^{(1)} \leftarrow W_k^{(1)} - \alpha \frac{\partial l}{\partial W_k^{(1)}} \qquad (3.9)$$

$$b \leftarrow b - \alpha \frac{\partial l}{\partial b} \qquad (3.10)$$

那么,如何计算 $\frac{\partial l}{\partial W_k^{(1)}}$ 呢?这里涉及矩阵的链式求导法则,借助第一层神经网络的输出 $a^{(1)}$ 的计算,$\frac{\partial l}{\partial W_k^{(1)}}$ 的计算方式如下:

$$\frac{\partial l}{\partial W_k^{(1)}} = \frac{\partial l}{\partial a^{(1)}} \cdot \frac{\partial a^{(1)}}{\partial W_k^{(1)}} \qquad (3.11)$$

其中,$\frac{\partial a^{(1)}}{\partial W_k^{(1)}}$ 可以根据前向传播公式轻易计算出来,而 $\frac{\partial l}{\partial a^{(1)}}$ 可以根据链式求导法则转化为对第二层的输出 $a^{(2)}$ 的微分计算,如下:

$$\frac{\partial l}{\partial a^{(1)}} = \frac{\partial l}{\partial a^{(2)}} \cdot \frac{\partial a^{(2)}}{\partial a^{(1)}} \qquad (3.12)$$

其中,$\frac{\partial a^{(2)}}{\partial a^{(1)}}$ 是一个根据前向传播公式轻易计算出的值,而 $\frac{\partial l}{\partial a^{(2)}}$ 可以继续向前推导,利用第三层隐藏层的输出进行微分计算,直至能够根据最后输出层的结果计算出损失对输出层结果的微分。

在实际运算过程中,由于每一层梯度的计算都需要利用上一层梯度的计算结果,所以反向传播的过程从输出层开始计算微分,在使用参数更新公式更新完输出层参数后,微分结果被送至上一层计算该层微分,更新该层参数。每一层的微分被不断地向前一层传输,直到传到第一个隐藏层,更新完第一个隐藏层的参数后,一个反向传播的过程结束,该过程如图 3-7 所示。

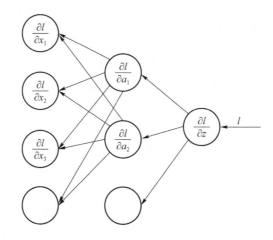

图 3-7 反向传播

前向传播和反向传播构成了神经网络训练的整个过程。经过不断的前向与反向传播,理论上神经网络预测的损失函数值会不断下降,直至损失函数值小于某一个阈值后,才认为神经网络模型训练完毕。反向传播可以用于实际的测试或预测任务中。

3.2.4 参数初始化与正则化

在神经网络开始训练时,需要对神经网络中各隐藏层的参数进行初始化操作。如果每个隐藏层都具有相同的参数,那么在反向传播时,它们会得到相同的梯度,导致各个隐藏层学习到的特征一致。为了打破这种一致,通常在神经网络训练的开始对神经网络参数采取一些特殊的初始化方法。常见的参数初始化方法包括把参数统一初始化为 0、随机初始化、Xavier 初始化和 He 初始化等。其中,统一的初始化在实践中已经被证明是不可取的方法,会导致上述特征一致的问题。相比之下,随机初始化是现在最常用的初始化方法,该方法将每个参数都初始化为一个较小的随机值,使神经网络能够正常训练。Xavier 初始化和 He 初始化则是 Glorot 和何恺明等人针对随机初始化方法进行的改进,在当前研究中的使用也日渐增多。

正则化则是针对神经网络训练过程中可能出现的两种不良结果——欠拟合和过拟合所做的改进。欠拟合的出现很多时候是因为神经网络的复杂度不足,导致函数无法很好地拟合原来的问题。此时需要适当地提升函数的复杂度来解决这种问题,常见的提升函数复杂度的方法包括对多项式拟合提升多项式的次数、在神经网络中增加神经元和神经网络层数等。过拟合与欠拟合相反,神经网络过于复杂,导致函数拟合出一些不必要的点,很多时候这些点是采样时产生的错误、异常样本或者噪声(noise),并不需要对它们进行拟合。当使用神经网络对数据进行拟合时很难区分哪些点是正常点,哪些点是不需要拟合的异常点。如果拟合函数太灵活,它会尽可能地拟合更多的点,导致神经网络模型受到异常点的干扰,为拟合带来巨大的缺陷。应对这种情况的方法除了以减少隐藏层的数量和每个隐藏层中神经元的数量的方式来降低函数复杂度之外,常见的方法还包括通过过采样方法人工扩大数据库,在训练时采用早停策略,在损失函数中加入正则项,使用 Dropout 方法在训练时随机使一些神经元失效,通过迁移学习方法使用在大规模数据集上训练完毕的模型等。

由图 3-8 可以看出,在欠拟合情况下,拟合的线不能很好地反映图中点的变化趋势。图中的点是非线性的,神经网络模型却使用了线性函数去拟合,这样会导致数据与拟合的函数之间存在很大的误差。在过拟合的情况下,拟合的曲线基本上对每个点都强行拟合。在这种情况下,由于误差及异常点的存在,使得曲线表现出异常的扭曲,导致难以对正常的点进行预测。在欠拟合和过拟合之间,通常存在能够刚好拟合的曲线,要找到这条拟合曲线通常需要不断的实验,根据实际情况合理地选用恰当的欠拟合与过拟合处理方法。

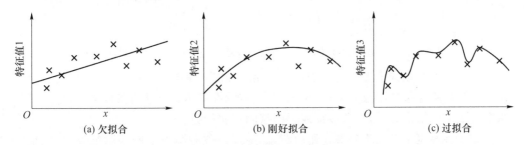

图 3-8　欠拟合、刚好拟合和过拟合

3.3　深度学习下的计算机视觉

3.3.1　卷积神经网络

在人工神经网络中存在一些特殊的神经网络结构,卷积神经网络(Convolutional Neural Network,CNN)就是其中之一。由于这种网络结构在图像处理和图像特征提取中具备一些优异性质,所以被普遍运用在计算机视觉和模式识别等领域。

与普通的人工神经网络不同,卷积神经网络具有以下两个特点:局部连接和权值共享。在传统神经网络中,每一层的全部节点都会与之前一层的全部节点相连,因此又被称为全连接神经网络。由于每一次连接都会有一个参数产生,所以参数的值需要网络通过学习得到。因此,在全连接神经网络中参数数量会与网络的每一层节点数和网络层数呈正相关。一旦网络层数较多或者节点数目较多,参数就会呈几何倍数增长,导致神经网络的学习复杂度也呈几何倍数增长,给模型学习带来较大的困难。而卷积神经网络的模型中每一层的每一个节点,仅与之前一层一定区域内的节点相连接,这种计算模式通过"卷积核"(convolutional kernel)也称为"滤波器"(filter)来实现,仅具有区域大小的有限参数。同时卷积核以滑动窗口的方式按照给定步长移动并计算得出下一层节点的值,即每一层的卷积核通过对上一层得出的特征图(feature map)进行卷积操作来得到下一层的特征图。同时,卷积核在每一次移动中都使用共享的参数,这样就大大减小了网络中所需要学习的参数数量。全连接神经网络的计算方式与卷积神经网络的计算方式的对比如图3-9所示。

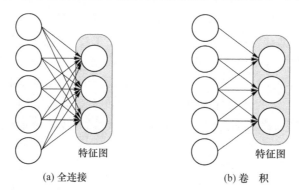

图3-9　全连接神经网络的计算方式与卷积神经网络的计算方式的对比

相同网络层数或节点数的卷积神经网络与全连接神经网络相比,由于其具有权值共享和局部连接的特点,具有更少的网络参数,在同等计算能力条件下可以允许网络拥有更多的节点和层数,所以提高了模型的拟合能力。

卷积神经网络在图像领域运用广泛,其主要由3种类型的网络层组成,分别是:卷积层(convolutional layer)、池化层(pooling layer)和全连接层(fully-connected layer)。卷积神经网络的架构就是这些层被堆叠起来形成的。图3-10显示了用于MNIST数据集手写数字识别分类的简化的卷积神经网络架构。

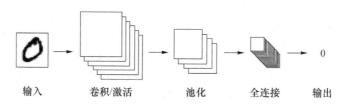

图3-10　一个简化的卷积神经网络架构

如图3-10所示的卷积神经网络可以划分为4个关键结构,如下:

(1) 输入层

与传统神经网络模型一样,输入层将加载输入图像的像素值。

(2) 卷积层

卷积层负责提取特征,其主要进行的是卷积操作。具体来说,卷积核会与前一层的特征图进行卷积运算,得到一个数值,然后经过激活函数得到下一层特征图上的一个值。其中,激活函数通常是将输入数据进行非线性变换。

卷积层是卷积神经网络最重要的结构,对整个网络的计算和特征提取起到关键性作用。在卷积神经网络中,当在输入的特征图中滑动感受野窗口时,对卷积核中的数值与感受野中的数值进行卷积操作,得到标量积。当网络在给定的输入空间位置上看到一个给定的特征时,会通过卷积核将特征提取出来并传入网络的下一层中,这个操作被称为激活(activation)。设在卷积神经网络中的第 m 层卷积层的特征图为 H^m,下一层的输入特征图为 K^{m+1},在这两层之间使用的卷积核上的参数为 W^{m+1},偏置为 b^{m+1},则第 $m+1$ 个特征图上第 i 行 j 列的数值为

$$K^{m+1} = f[W^{m+1} \cdot H^m]_{ij} + b^{m+1} \tag{3.13}$$

式中:$f[\cdot]$为激活函数,负责将输入进行非线性映射。

卷积层的参数由卷积核的数目及卷积核的尺寸决定。除此之外,还包括卷积核移动的步长(stride)及特征图四周的填充(padding)类型。一般地,卷积核的尺寸决定感受野的大小,步长决定在特征图上滑动一次的移动距离,卷积核的数目决定下一层特征图的数目。填充类型决定特征图边缘的处理方式,主要为了解决卷积过程中某些尺寸的特征图无法被移动的卷积核恰好覆盖的问题,一般会填充数值 0。目前常见的填充方式有两种:valid 方式和 same 方式。假设特征图大小为 $W^m \times H^m$,卷积核大小为 $K \times K$,卷积核的移动步长为 D。当填充方式为 same 时,卷积后的特征图大小 $W^{m+1} = \mathrm{ceil}\left(\dfrac{W^m}{D}\right)$,$H^{m+1} = \mathrm{ceil}\left(\dfrac{H^m}{D}\right)$,其中 $\mathrm{ceil}()$ 表示向上取整。此时会根据卷积核的大小,按需在特征图的四周填充 0,使原特征图上的每个点都可以处于卷积核的中心。如果某一方向上填充的个数为偶数 $2n$,则在特征图该方向的两侧分别填充相同个数的 0,如果填充的个数为奇数 $2n+1$,则在两侧分别填充 n 和 $n+1$ 个 0。当填充方式为 valid 时,卷积后的特征图大小 $W^{m+1} = \dfrac{\mathrm{ceil}(W^m - K + 1)}{D}$,$H^{m+1} = \dfrac{\mathrm{ceil}(H^m - K + 1)}{D}$。此时卷积后的特征图大小与卷积核尺寸和卷积步长均有关。valid 方式可能会丢弃被卷积的特征图上边缘部分区域的信息,而 same 方式会通过边缘补 0 的方式保证上一层特征图的边缘区域也均被卷积运算并传递到下一层。

(3) 池化层

池化层对输入的特征图进行下采样操作,从而进一步减少网络中的训练参数。池化操作常在卷积操作之后,可以利用池化操作来减小特征图的输出尺寸,加快训练

速度;另外,由于池化操作只保留一部分的特征值,所以也可以起到减轻网络过拟合的作用。池化层的参数主要有池化类型、池化区域的大小和池化移动步长。

池化主要有两种方式:最大池化(max pooling)和平均池化(average pooling),分别表示在特征图的既定区域范围内选取最大值和平均值。一般来说,最大池化方式可以保留特征图中被池化区域的最大特征,通常可以得到图像中更重要的纹理特征,因此在卷积神经网络中的池化层通常选择最大池化的方式。除了常见的最大池化和平均池化方式以外,Kaiming He 等人还提出了空间金字塔池化方式(spatial pyramid pooling)。在卷积神经网络中每一层输出的特征图与输入图片的大小正相关,一个设计好的神经网络中一般最后一层都会是全连接层,全连接层的神经元节点数与前一层的特征图尺寸大小有关。所以,当输入图片尺寸大小不一致时,输入到统一的卷积神经网络中得到的特征图尺寸也会不一样,导致全连接层中的节点数也需要随之变化才能处理这些不同尺寸的图片。因此,在传统的卷积神经网络中图片的尺寸大小是固定的,以满足全连接层的统一节点数。为了解决输入图片尺寸一致的问题,一般会对图片进行伸缩或者剪切处理,但是这样会导致图片信息的损失或图像变形,影响模型的处理效果。空间金字塔池化解决了这一问题,当任意尺寸的图片输入到网络,并在最后的特征图上进行池化时,按照不同的比例大小对特征图进行等比例划分,然后在划分区域里进行最大或平均池化计算,得到固定个数的特征输出。具体来说,假设特征图尺寸大小为 $W \times H$,全连接层的节点个数为 $w \times h$,则进行空间金字塔池化时可划分成 $w \times h$ 个大小为 $\left(\dfrac{W}{w}\right) \times \left(\dfrac{H}{h}\right)$ 的小区域,也可以划分成不同大小的等比例小区域,最终得到 $w \times h$ 个小区域,然后在每个小区域中进行池化操作,最后得到 $w \times h$ 个输出特征并输入到固定节点数 $w \times h$ 的全连接层中。

(4) 全连接层

全连接层用来对输入的特征进行非线性变换,通常为多个全连接层之后输出分类或者回归结果。全连接层可以看作是普通的人工神经网络结构。

卷积神经网络的前向传播和反向传播过程与普通人工神经网络基本一致。卷积神经网络在结构上通常将卷积层与池化层作为一组,一张图像在输入层输入后,经过若干组卷积池化层后产生的结果被送入几个全连接层进行输出。这个过程类似于将人工神经网络中的前面一部分隐藏层替换成了卷积层和池化层。因此在卷积神经网络中,通常将卷积和池化作为提取特征的过程,由于卷积和池化对二维图像运算后得到的同样是具有一定语义信息的二维图像,所以通常称经过卷积层和池化层提取到的特征为特征图。

卷积神经网络的反向传播过程同样采用梯度下降法,经过链式求导法则,求解损失对于不同层参数的微分值,从而更新每层的参数。

3.3.2 目标检测任务

1. 基本概念

目标检测指的是在图片中找出目标物体的位置,并且将其正确分类。目标检测任务中,输入为图片,输出为目标的类别以及边界框(bounding box)坐标(x,y,w,h),其中,x,y 为边界框左上角顶点在图像上的位置坐标,w,h 分别为边界框的宽和高,通过这 4 个参数可以确定边界框的位置。

传统的目标检测技术主要基于人工设计的特征。这些特征包括目标的颜色、形状、密度等形态学特征和一些由特定行业的先验知识所引入的特征等。在目标检测中使用这些特征的方法通常包括滑动窗口(sliding window)法、模板匹配法等。例如,滑动窗口法利用不同尺度的滑窗,在图像上从上到下、从左到右依次选取图像区域,然后提取区域内的图像特征,与目标物体特征进行匹配与识别。通常,传统的检测技术根据选用的算法和特征的不同,在计算量和执行效率上并不稳定。尤其是一些采用极为复杂的特征的滑动窗口法中,由于需要对滑动窗口的所有区域进行特征提取和目标识别,所以计算效率很低。另外,传统方法使用的人工特征往往需要大量的先验知识和人工设计,且不一定有效,导致复杂环境背景下的目标检测方法经常失效。

随着以卷积神经网络为代表的深度学习方法的出现,目标检测技术逐渐向智能化层面延伸。基于深度学习的目标检测方法大体可以分为两类:

① 基于候选区域(region proposal)的双步目标检测算法。这类算法将目标检测的整个步骤分为两步:第一步是在图像中找出可能包含目标的区域,这类区域被称为候选区域;第二步则是对候选区域进行分类。这类方法以 RCNN 系列为代表,该系列当前已经产生了 RCNN、Fast RCNN 和 Faster RCNN 三个用于目标检测的双步算法,而且在这些算法的基础上,也诞生了很多改进的思路和方法,为双步目标检测的进展进行了有效推进。

② 基于端到端学习的单步目标检测算法。此类算法将分类问题转为回归问题求解,通过将目标的类别和目标的位置统一表示为一个向量,直接对表示的向量进行回归,输出为回归的所有目标的位置坐标及类别属性。由于这类算法仅包含一步,属于端到端学习,所以这类算法的检测速度相对较高。

目标检测任务中衡量检测模型的检测效果主要用到的指标包括 mAP(mean Average Precision)和交并比(Intersection over Union,IoU)。

mAP 在目标检测算法中是最重要的指标,被广泛用来衡量算法性能。在 mAP 的计算中,涉及精确率(precision)、召回率(recall)和平均精度(average precision)的计算。在目标检测中,精确率 P 的计算方式如下:

$$P = \frac{TP}{TP + FP} \tag{3.14}$$

式中：TP 是指对于某类目标，目标检测模型正确检测出的目标个数；FP 表示对于并非某一类别的目标，目标检测模型将它误分为这个类别的数据个数。

举例来说，如果目标检测中的目标是"猫"这一类别，目标检测模型一共找到了 15 只猫，但是找到的猫中只有 10 只是真的猫，剩下 5 只都是背景或者其他类别的目标，那么此时 TP=10，FP=5，求得 $P=0.67$。

召回率 R 的计算公式如下：

$$R = \frac{TP}{TP+FN} \tag{3.15}$$

式中：FN 指对于某类目标，目标检测算法没有检测出的目标个数。

举例来说，同样是检测猫的任务，如果所有图像中一共有 15 只猫，但是目标检测模型只找出来了 10 只正确的猫，剩下的 5 只都被误分成了其他类别或根本没有找出来，那么 TP=10，FN=5，求得 $R=0.67$。

无论是单纯的精确率，还是单纯的召回率，表示的内容其实都有一定的局限性。如精确率的实际含义是目标检测模型找出来的正确样本中分类正确的概率，而召回率的实际含义是在数据集的所有的正确样本中目标检测模型能找出多少正确样本。这两个指标在检测中都有一定的指导意义，有时在不同的任务中会着重考虑其中的某一个指标。但是，能不能在目标检测的过程中同时考虑到这两个指标呢？实际上是可以的。研究者们为了能够权衡两个指标，提出了 $P-R$ 曲线的概念。$P-R$ 曲线是一个用不同阈值下的召回率和精确率构建的二维曲线，在这个二维坐标系下，横轴表示召回率，纵轴表示精确率。$P-R$ 曲线是对精确率和召回率之间权衡的有效表示。通常来说，$P-R$ 曲线和坐标轴围成的面积越大，表示目标检测模型对于某一类别的目标检测性能越好。这个面积被称为平均精度（Average Precision，AP）。当目标检测算法面对的是多类别目标检测时，衡量目标检测模型检测效果的方法为分别计算每个类别的 AP 值，然后再求平均，得到的结果即为 mAP 指标。

除了 mAP 之外，在目标检测任务中还有另一个指标，即 IoU。IoU 是模型对物体的检测边界框与标签给出的真实边界框（ground truth）的交叠率，其计算方式如下：

$$IoU = \frac{检测边界框 \bigcap 标签边界框}{检测边界框 \bigcup 标签边界框} \tag{3.16}$$

通常来说，IoU 值越大，说明检测的位置越接近真实区域。当检测边界框和真实边界框完全重合时，IoU=1。IoU 通常会用在目标检测算法的非极大值抑制等部分，有时也作为衡量目标检测方法性能的一种指标。

2. 常用目标检测方法

传统的目标检测算法通常需要人工设计图像特征。这些特征包括 SIFT、HOG 等描述算子以及根据具体任务设计的颜色、形状特征等。在特征提取的基础上，算法通常使用机器学习方法对目标进行分类，实现目标检测。如 2001 年提出的人脸检测算法 Viola-Jones,其使用了 Haar 特征提取特征,利用 AdaBoost 机器学习算法通过分类进行人脸检测。2020 年的 DPM 算法使用 HOG 特征在目标检测数据集 Pascal VOC 上取得了当时最好的检测结果。然而,传统目标检测算法在生成目标区域时计算开销大,检测精度和效率低,对图像环境背景变化不鲁棒,漏检率和误检率居高不下,难以适应复杂的实际目标检测应用。

随着卷积神经网络等深度学习方法的提升以及在图像特征提取方面的优势不断加强,如 VGG、残差神经网络等很多强特征提取模型的出现为目标检测注入了新的活力。使用卷积神经网络对图像特征进行提取逐渐替代了人工图像特征设计,成为目标检测的特征提取阶段的主流。在卷积神经网络的基础上,研究者们对卷积神经网络结构和目标检测框架不断优化,在各项目标检测数据集和竞赛中不断刷新着检测性能。常用的基于卷积神经网络的目标检测算法大致可以分为双步目标检测算法和单步目标检测算法。

双步目标检测算法主要将目标检测过程分为两个步骤:第一个步骤是找出图像中所有包含目标的区域,称作感兴趣区域(Region of Interest,RoI);第二步是对所有的 RoI 进行分类,判断这些 RoI 中目标的具体类别。这类算法主要起源、发展自 RCNN 系列。

RCNN 算法算是双步目标检测算法的开山之作。该算法使用卷积神经网络代替人工特征的选择,通过选择搜索(Selective Search)在图像中寻找可能包含目标的区域。Selective Search 算法将图像不断地划分成小区域,再对这些区域不断地进行合并,能够在图像上找出 2 000 多个区域。这些区域被缩放或裁剪到特定大小后,经过卷积神经网络提取特征,由支持向量机(Support Vector Machine,SVM)分类并用一个边框回归器对找到的区域进行位置调整。

在 RCNN 的基础上,SPP-Net 针对 RCNN 中的区域缩放或裁剪过程提出了改进。SPP-Net 认为缩放和裁剪可能会导致 RoI 中的目标出现不完整或变形的情况,因此在卷积神经网络中引入了空间金字塔池化结构(Spatial Pyramid Pooling,SPP)。SPP 能够产生相同尺寸的 RoI,是 RCNN 中由缩放和裁剪导致目标变形问题的有力解决方案。

Fast RCNN 则主要针对目标检测的速度进行了改进。无论是 RCNN 还是 SPP-Net,经过 Selective Search 算法产生 RoI 后,对每一个 RoI 经过卷积神经网络提取特征的模式都会导致严重的重复计算问题。Fast RCNN 发现了图像和特征间的映射关系,像直接对整张图像使用卷积神经网络提取特征产生特征图那样,直接将 Selective Search 算法的结果应用在特征图中,避免了多次重复对每个区域的图像提取特征的过程。另外,Fast RCNN 借鉴了 SPP-Net 的思想,提出了 RoI Pooling 层,对不同尺寸的 RoI 在不裁剪和缩放的前提下将特征映射到相同的大小。在 Fast RCNN 的分类阶段不再使用 SVM,而是直接对卷积神经网络中的全连接层通过 Softmax 函数进行目标分类,使用回归模型调整 RoI 区域的位置。

Faster RCNN 在 Fast RCNN 的基础上进行了进一步改进。它舍弃了原本的 RoI 区域生成算法，单独提出了一个区域建议网络（Region Proposal Network，RPN）进行 RoI 区域生成。RPN 网络在卷积层特征之上使用滑动窗口，采用锚框 （anchor）的机制生成若干个区域。由锚框生成的若干区域在 RPN 网络中根据一个分类器和一个回归器判断锚框内是否存在物体，以及对锚框进行初步的位置校正。存在物体的锚框会被认为是 RoI 区域送入 Fast RCNN 的 RoI Pooling 和分类阶段。相比于 Fast RCNN，Faster RCNN 通过引入 RPN 的方式进一步在没有损失检测精度的前提下，提高了 RCNN 系列目标检测算法的检测速度。

除 RCNN 系列之外，也有研究者在双步目标检测方面做出了不少改进。如上述所说的 SPP-Net 就是对 RCNN 的一个强有力的改进。此外，Lin 等人使用特征金字塔网络（Feature Pyramid Network，FPN）增加了目标检测模型对于多尺寸目标的敏感性。FPN 最先被应用于 Faster RCNN 网络，提升了 Faster RCNN 的检测精度。而 IoU-Net 则对 FPN 进行了进一步改进，通过在 FPN 的基础上对边框的置信度添加约束，提升了 RoI 区域位置的精度。

单步目标检测方法相比于双步目标检测方法少了提出 RoI 区域的部分。经典的单步目标检测方法直接将目标分类的得分和目标位置表示在同一个向量中，通过卷积神经网络直接对这个向量进行预测，由向量产生目标检测的结果。

在单步目标检测中，最经典的当属 YOLO 系列。YOLO 产生于 2016 年，这个算法开创了单步目标检测算法的基础结构，首次提出了端到端的目标检测算法，虽然精度略低，但是能够实时检测目标，在当时引起了广泛关注。经过多年的发展，YOLO 系列算法已经发展到了第四个版本 YOLO v4。每一个版本的 YOLO 都有效地吸取了深度学习最先进的网络结构和训练策略，不断加强原本算法中的薄弱环节，使得现在的 YOLO 系列逐渐成为单步目标检测中不断更新的经典之作。

除 YOLO 之外，SSD 则属于另一个经典。SSD 的提出主要是针对第一个版本的 YOLO 算法容易对小目标产生漏检的问题，其融入了 Faster RCNN 网络中的锚框来提升检测精度。SSD 作为单步目标检测的另一个分支，在提出之后不断有研究者对该算法进行改进。如 DSSD 算法使用残差神经网络替代了 SSD 中的 VGG 网络，并增加了反卷积层，使网络结构形成一个"沙漏"的形状，提升了对小目标物体的检测能力和总体的检测精度；FSSD 算法则借鉴了 FPN，为 SSD 引入了特征金字塔，提升了检测精度。

3.3.3 目标分割任务

相比于目标检测，目标分割任务则更加精细，对标注和算法的要求也更高。不同于目标检测只是找出感兴趣目标的位置和类别，目标分割的目的是找出图片中感兴趣目标所占用的所有像素。以我们的直观体会而言，目标检测更像是在图片中以方形框标出目标的大体方位，而目标分割则像是在围绕着目标仔仔细细地画出目标的轮廓区域,从而把要找寻的目标完完整整、不带一点背景地"分割"下来。而从技术的角度而言,目标分割将每一个像素点都划分成一个类别标签。在像素点类别标签未知时,目标分割方法通过对像素点进行分类,判断每个像素点所属的类别。当每一个像素点都有自己的类别时,就可以把不同类别的物体在图像中区分出来了。

目标分割一直是计算机视觉和模式识别等领域的研究重点。在当前深度学习时代下,更是得到了日新月异的发展。近年来,各种以深度学习驱动的目标分割方法如雨后春笋般出现,不断刷新着科学界在这方面的认识。当前,图像分割方法包括基于区域分类的分割方法(如候选区域法和分割掩模法等),以及基于像素分类的分割方法(如全卷积神经网络技术、概率图模型、生成对抗式网络等)。接下来,本小节将介绍几种以 FCN 为典型的经典目标分割方法。

全卷积神经网络(Fully Convolutional Network,FCN)是 Long 等人在 2014 年提出的一种能够接受所有尺寸图像的卷积神经网络结构,也是使用深度学习的目标分割方法中最为经典的方法之一。该网络在经典卷积神经网络的基础上进行了改进,把其中的全连接层都替换成了卷积层,通过跨层连接使低层次特征和高层次特征融合,使用上采样方法将特征图还原到输入时的尺寸,从而将原本用于图像分类的卷积神经网络延伸到图像分割中。图 3-11 所示为 FCN 的网络结构。

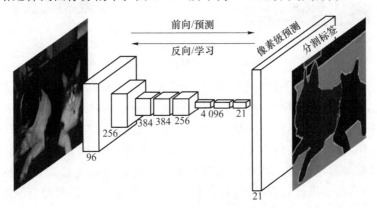

图 3-11　FCN 的网络结构

FCN 是在 AlexNet、VGG 等经典卷积神经网络的基础上进行改进的。经典的卷积神经网络结构通常是由卷积层、池化层不断堆叠,最后拼接几个全连接层组成的。由于在网络构建时需要指定全连接层的输入维度,即经过卷积池化后产生的特征图的尺寸,而不同大小的图像,经过卷积与池化后产生的特征图尺寸不同,从而导致经典的卷积神经网络无法接受不同大小的图像。FCN 则去掉了全连接层,在堆叠的卷积层和池化层后仍然连接卷积层,通过卷积层等效替换全连接层的工作,使得网络能够接收更大尺寸的图片,从而得到对图像中的每个元素进行分类的结果。

一张图像经过卷积层和池化层后会产生特征图,这个特征图的尺寸通常小于卷积层和池化层输入的图像尺寸。经过若干个卷积池化层后,卷积神经网络提取到的特征图越来越小。最后产生的特征图中,每一个像素点都能够对应到原始图像中的一大片区域。为了使小尺寸特征图能够对应回原本大小的图像,FCN 采用了上采样方法。常见的上采样方法包括双线性插值、反卷积等,其目的是使比图像小得多的特征图不断变大。经过几次上采样后,图像特征被放大到原始图像的大小。此时,每个像素点对应的分类类别就是最终的像素分类结果,通过这些分类可以分割感兴趣的目标,如图 3-12 所示。

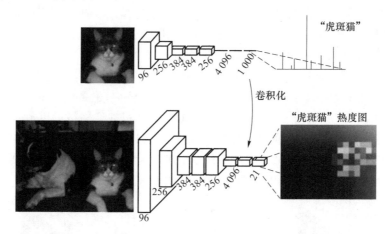

图 3-12　FCN 生成特征图

在卷积神经网络中,浅层的卷积层通常提取到的特征比较"低级",但是对于小目标的特征相对敏感;而深层的卷积层提取到的特征虽然"高级",但是在特征提取过程中经常弄丢小目标或者图像中的细节。为了权衡低级特征与高级特征,FCN 在上采样过程中采用了跨层连接的方式。每一次上采样操作产生放大的特征后,跨层连接就将上采样前经过卷积神经网络提取到的对应尺寸的特征与放大后的特征进行相加,通过相加后的结果进行分类预测。这样的方式使得 FCN 能够融合浅层特征和深层特征,从而提升分割的精度。

FCN 开创了一个将卷积神经网络应用于目标分割的全新模式。但是,由于FCN 在细节方面不够完善,包括在卷积的过程中池化层会导致特征分辨率降低、上下文信息考虑不全面等问题,在 FCN 的基础上,很多研究者展开了后续的研究工作。

DeepLab 系列方法是在 FCN 的基础上诞生的一系列优化方案。第一代的DeepLab 方法考虑到 FCN 的双线性插值方法难以权衡像素间的关系,可能会导致分割后的图像在细节上处理不好,因此第一代的 DeepLab 方法在双线性插值后添加了全连接的条件随机场(Fully Connected-Conditional Random Field,FC-CRF)。此外,为了扩大 FCN 中卷积层的感受野,减少运算参数,DeepLab 还将 FCN 中的卷积层由原本的卷积改成了空洞卷积(atrous convolution)。结合上述优化过程,

DeepLab 将图片送入一个以空洞卷积构成的卷积神经网络,对产生的特征图作逐层的双线性插值和跨层连接,直至使用双线性插值产生的上采样结果和输入图像尺寸一致后,才送入 FC - CRF 中优化目标边缘等细节,获取图像分割的结果。图 3 - 13 所示为 DeepLab 的基本框架。

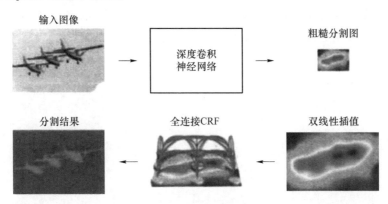

图 3 - 13　DeepLab 的基本框架

DeepLab v2 是第二代的 DeepLab 方法。相比于 DeepLab,DeepLab v2 一方面更改了上采样的方式,另一方面与当时先进的空间金字塔池化方法结合,将深层特征和浅层特征融合的方式进行了更变。在 DeepLab v2 中,上采样方式由原本的双线性插值更改为空洞卷积,并将空间金字塔池化引入特征融合,把原来的跨层连接更改为结合空洞卷积的金字塔池化(Atrous Spatial Pyramid Pooling,ASPP)上采样方法,又一次提升了分割精度。

2017 年,Deeplab 系列进一步对 ASPP 方法进行了改进,通过将不同空洞率的空洞卷积进行并联,优化了 ASPP 的空间维度。经过优化的 ASPP 和多个空洞卷积级联后,构成了上采样模块,与 DeepLab v2 中的其他模块形成了一个端到端的分割网络 DeepLab v3。这个网络以不同的空洞卷积提升了面对不同尺度目标的分割性能,获得了更强的效果。

3.4　小　结

本章从机器学习和深度学习两方面概要介绍了人工智能算法的理论基础和算法流程。机器学习涉及概率论、统计学等多门学科,是从现有数据中挖掘有价值信息,并将其用于解决未知问题的方法。根据训练数据标签的有无,可以分为监督学习、无监督学习和半监督学习。机器学习的主要流程包括收集数据、提供标注、利用特征工程提取特征、建立模型、确定损失函数、执行推理并更新参数几部分,可以用于分类、回归等诸多任务。在评价机器学习模型的好坏方面,提供了诸如准确率、精准率、查全率、查准率等多种指标。

不同于机器学习的是，深度学习利用人工神经网络模仿人脑的神经系统，通过前向传播、反向传播更新网络参数，从而学习解决某些问题。特别是在处理复杂任务时，往往需要较多层的神经网络，这正是"深度"一词的由来。在深度学习下发展的计算机视觉在图像处理方面有着巨大的提升，其中以卷积神经网络为代表的网络结构，在图像处理和图像特征提取中具备优异性能，被普遍运用于图像分类、目标检测、目标分割等多类任务中，这也为肺癌智能诊断提供了实现的基础。

第 **4** 章

肺癌智能诊断的常用工具与框架

4.1 scikit – learn 框架

4.1.1 简 介

scikit – learn 是一个基于 Python 语言的机器学习库,建立在 NumPy、SciPy 和 matplotlib 上,属于机器学习中应用最广的 Python 软件包之一。这个库以开源的方式提供了很多简单高效的数据挖掘和数据分析方法,适用于不同的机器学习任务。从机器学习的角度而言,scikit – learn 封装了从数据预处理到训练模型各个过程的代码。在实际应用和研究中使用 scikit – learn 可以极大地减小代码量、节省编写代码时间,使我们有更多的精力去分析数据、调整模型结构和超参数。

scikit – learn 提供的功能主要包括六类:分类、回归、聚类、数据降维、模型选择和数据预处理。在官方提供的文档中,scikit – learn 将它的分类任务定义为决定一个目标所属的类别,其应用包括垃圾邮件检测、图像识别等。scikit – learn 提供了包括 SVM、最近邻、随机森林等常用的机器学习分类算法。scikit – learn 定义的回归问题是预测一个目标的连续值类型的属性,包括预测药物反应、股票价格等应用。scikit – learn 在回归方面提供了支撑向量回归(Support Vector Regression,SVR)、最近邻、随机森林等回归算法。在 scikit – learn 中,聚类问题被定义为自动将相似的物体分成一组,从而将数据划分成不同的集合。聚类的应用包括顾客划分、对实验结果聚类等,scikit – learn 在该问题中提供的算法包括 k 均值(k – Means)、谱聚类(spectral clustering)、均值偏移(mean shift)等经典聚类算法。scikit – learn 将数据降维问题定义为减少考虑的随机参数的数量,主要用于可视化、提升计算效率等。这方面 scikit – learn 工具提供的算法包括 k – Means、特征选择、非负矩阵分解(non-negative matrix factorization)等降维方法。在 scikit – learn 中的模型选择是指比较、验证及选择模型参数和结构,主要用于通过调整模型结构和参数来提升准确率。在这方面,scikit – learn 提供了网格搜索(grid search)、交叉验证(cross validation)、验证指标(metrics)等常用的机器学习调参方法和验证策略。最后,scikit – learn 将数据预处理定义为特征提取和归一化。数据预处理的应用包括将文本等输入的数据转化为机器学习算法可用的数据,scikit – learn 在实现上提供了一些常用的特征与处理、特征提取等机器学习方法。

scikit – learn 拥有可用于监督学习和无监督学习的方法,其中大部分方法可以归纳为估计器(estimator)和转化器(transformer)。估计器的本质就是一个机器学习模型,它用于对数据进行回归或预测操作。一个估计器通常包含以下方法:

① fit(X, y):模型的拟合函数。在定义好模型后,通过 fit() 函数传入训练数据及对应的真实标签即可训练模型。

② score(X, y):用于对拟合完毕的模型进行验证。验证的指标包括模型的正确率、召回率、特异性等。在默认情况下,score() 函数采用的指标是模型的正确率。但是,由于不同问题中所需要的指标不一样,尤其是对于类别不平衡的数据,使用正确率评估模型优劣会出现指标失效的情况,所以通常会根据任务的不同为 score() 函数指定不同的指标。

③ predict(X):用于对训练数据以外的测试数据和真实数据进行预测。这个方法在模型训练完毕后,使用模型对数据进行预测。该方法的输入通常是测试数据,经过模型预测后,输出预测标签。我们通常使用该方法得到测试的结果,然后将其用于模型评估。

转化器主要用于数据降维、特征选择等数据处理过程。转化器与估计器的使用方法非常类似,通常包含以下方法:

① fit(X):转换器的转换函数。在输入 X 通过 fit() 函数送入转化器后,转化器根据自己的具体功能计算转换方式。

② transform(X):根据转换方式,返回输入 X 转换后的结果。例如,当转化器是 PCA 降维时,调用 transform() 函数会返回经过 PCA 降维后的结果。

③ fit_transform(X):结合了 fit() 函数和 transform() 函数的函数,可直接返回转换结果。

4.1.2 使用 scikit – learn 进行机器学习

1. 加载示例数据集

scikit – learn 提供了一些经典的数据集,这些数据集包括鸢尾花分类(Iris)、手写数字识别、波士顿房价预测等。这里以 scikit – learn 数据集中的一个经典医学影像数据集——乳腺癌诊断为例,来学习使用 scikit – learn 进行数据集载入的方法,代码如下:

```
1. from sklearn import datasets
2. cancer = datasets.load_breast_cancer = ()
```

datasets 包中的数据集保存了与数据集相关的所有数据。这些数据保存在数据集类的 .data 属性中,形成了一个尺寸为 $N \times M$ 的数组,其中 N 表示数据集中数据的数量,M 表示每个数据的特征数目。在监督学习中,数据对应的真实标签存储在

数据集类的 .target 属性中。这里试着输出乳腺癌数据集中的数据特征和标签,得到的结果如下:

```
1. [[1.799e+01 1.038e+01 1.228e+02 ... 2.654e-01 4.601e-01 1.189e-01] [2.057e+01
   1.777e+01 1.329e+02 ... 1.860e-01 2.750e-01 8.902e-02] [1.969e+01 2.125e+01
   1.300e+02 ... 2.430e-01 3.613e-01 8.758e-02] ... [1.660e+01 2.808e+01 1.083e+
   02 ... 1.418e-01 2.218e-01 7.820e-02] [2.060e+01 2.933e+01 1.401e+02 ...
   2.650e-01 4.087e-01 1.240e-01] [7.760e+00 2.454e+01 4.792e+01 ... 0.000e+
   00 2.871e-01 7.039e-02]]
2. [0 0 0 0 0 0 0 0 0 0 0 0 0 0 0 0 0 1 1 0 0 0 0 0 0 0 0 0 0 0 0 0 0 0 1 0 0 0 0 0 0 0 1 0 1
   1 1 1 0 0 1 0 0 1 1 1 1 0 1 0 0 1 1 1 1 0 1 0 0 1 0 1 0 0 1 1 1 0 0 1 0 0 0 1 1 1 0 1 1 0 0 1 1 1
   0 0 1 1 1 1 0 1 1 1 1 1 1 1 1 0 0 0 1 0 0 1 1 1 0 0 1 0 1 0 0 1 0 0 1 1 0 1 1 0 1 1 1 1 0 1 1
   1 1 1 1 1 0 1 1 1 1 0 0 1 0 1 0 1 0 1 1 0 0 1 0 1 1 1 0 1 0 1 0 1 1 0 1 1 1 0 1 0 0 0
   0 1 0 0 0 1 0 1 0 1 1 0 1 0 0 0 1 1 0 1 1 1 1 1 1 0 0 1 0 0 0 1 0 1 1 1 1 0 1 1 0 1
   1 0 1 0 0 0 0 0 0 0 0 0 1 1 1 1 1 0 1 0 1 1 0 1 0 0 1 0 1 1 1 1 1 1 1 1 1 1 0 1
   1 0 1 0 1 1 1 1 1 1 1 1 1 1 1 1 0 0 1 1 0 1 1 0 1 1 0 1 1 0 1 1 0 1 0 1 1 1 1 1
   1 1 0 0 0 1 1 1 1 1 1 0 1 1 0 1 0 1 1 0 1 1 0 1 0 1 0 1 1 1 1 0 1 1 0 1 1 0 1 0 1 1
   1 0 1 0 1 1 1 1 1 1 1 0 1 1 0 0 1 1 0 1 0 1 1 1 1 1 1 0 1 1 1 0 1 0 1 1 1 0 1 0 1 1
   0 1 0 1 0 1 1 1 1 1 1 0 1 0 0 1 0 0 1 0 1 1 1 1 1 1 1 1 0 1 1 0 1 1 1 1 1 0
   0 1 0 1 0 1 1 1 1 0 1 0 0 0 1 0 1 1 1 1 1 1 1 1 1 1 1 0 1 0 1 1 1 1 1 1 1 1 1 1
   1 1 1 1 1 1 1 1 1 1 0 0 0 0 0 0 1]
```

2. 学习和预测

乳腺癌诊断数据集的任务是根据输入的数据,判断受试者是否患有乳腺癌。也就是说,这是一个二分类问题。二分类问题中通常以 0 作为负样本,表示受试者未患乳腺癌;1 作为正样本,表示受试者患有乳腺癌。在这些数据上拟合一个估计器,在拟合出一个合适的估计器后,可以用拟合好的估计器来预测未知的数据。

这里以一个 SVM 为例,尝试对乳腺癌诊断数据进行拟合。在 scikit-learn 中,用于分类问题的支持向量机的估计器定义为 sklearn.svm.SVC,代码如下:

```
1. from sklearn import svm
2. clf = svm.SVC(gamma = 0.001, C = 100.)
```

在上述代码中,我们使用手工设计的参数初始化一个 SVM 分类器 clf。读者可以通过对 scikit-learn 工具的学习,尝试使用网格搜索及交叉验证等方法,找到更合适的参数值。

在定义了估计器后,就可以使用估计器对数据进行拟合了。拟合的方法由 fit() 函数提供,fit() 函数能够使估计器通过拟合数据来学习估计器内部的参数。这个例子将数据集的最后一张图像作为测试数据,其他数据作为训练数据(当然,在实际情况中并不建议这么划分数据集)。在产生训练数据后,就可以通过 fit() 函数拟合估计器了。在拟合完估计器后,可以使用 predict() 函数对测试数据进行预测。这个过程的代码如下:

```
1. clf.fit(cancer.data[:-1], cancer.target[:-1])
2. print(clf.predict(cancer.data[-1:]))
```

相应的输出结果如下：

```
1. [1]
```

该结果表明，对测试数据的预测结果为乳腺癌阳例。至此，我们便通过 scikit-learn 完成了一个简单的机器学习模型的学习和预测流程。

4.2　TensorFlow 框架

TensorFlow 是 Google 研发的第二代人工智能学习系统，由 Google 内部的第一代深度学习系统 DistBelief 改进而来，是 Google 为了帮助全球开发者更加方便和高效地开发机器学习和人工智能应用而开发的一整套框架与平台，其被广泛应用于计算机视觉、自然语言处理等不同的机器学习领域中。开发者可以轻松地使用 TensorFlow 进行神经网络模型的构建与训练。TensorFlow 在第一代系统的基础上做了大幅度的简化，其灵活性和可扩展性与第一代系统相比更强。

TensorFlow 支持多种编程语言。截至版本 1.12.0，可以使用且兼容之前版本运行的语言为 C 和 Python，其他可支持的语言还包括 C++、Swift、Java、JavaScript和 Go。

4.2.1　TensorFlow 中的计算图

TensorFlow 是一个经典的深度学习编程系统。在这个系统中，每个计算操作都以计算节点的方式定义，构成一个计算图。计算图的输入和输出通常都是张量。张量可以看作是向量在维度上的延伸，定义为一个包含某种类型数据的高维数组。如图像序列可以看作是一个四维的浮点数张量，其中的 4 个维度分别是序列的图像数目、图像高度、图像宽度和图像的通道数。计算图中的每个节点都定义了一种计算方式，该计算方式以若干个张量作为输入，执行计算后产生若干个张量作为输出。计算图中，节点间的边实际上就是数据流，连接了相邻节点的输入与输出。

TensorFlow 计算图描述了整个模型结构的计算过程。在计算图构建完毕后，可以被用来执行计算。计算图的执行由会话（session）负责。在会话中，计算图中的计算节点被分配到 GPU 或 CPU 节点上执行。每个节点的执行方法也由会话提供。在节点执行后，产生的张量供下一个节点调用或计算整体模型的输出。计算图的构建和执行两个步骤组成了 TensorFlow 程序。比如在神经网络模型的训练中，通常需要先构建一个用来定义神经网络结构以及训练方式的计算图，再不断执行计算图中负责训练神经网络的计算节点来进行模型的训练。

下面通过一些示例来一起学习如何构建计算图以及如何通过执行计算图中的节

点来训练一个神经网络。

构建计算图需要先创建节点（source op）。节点的创建只需要通过调用TensorFlow 的节点构造器,如调用 tensorflow.constant 构造器定义计算图中的常量节点,调用 tensorflow.matmul 构造器来定义矩阵乘法操作。每一个节点在创建完后,都需要被加到计算图中。在 TensorFlow 中,每一个创建的节点都被添加到一个默认的计算图中(default graph)。在程序不复杂时,使用一个默认计算图就足够了;而在程序复杂时,可能需要再额外定义其他的计算图,用来区分两套不同的计算流程。需要注意的是,计算图是相互独立的,一个计算图中的操作无法影响到另一个计算图。

接下来以矩阵乘法为例来说明计算图的构造使用流程。假设想要计算矩阵mat1 和 mat2 相乘的结果,那么在这个计算图中一共需要构造三个节点,其中第一个节点和第二个节点分别创建矩阵 mat1 和 mat2,而第三个节点则表示将两个矩阵进行矩阵相乘。TensorFlow 以节点构造器的形式提供了很多运算节点的构建方法。由于每个节点构造器的返回值都表示节点在进行计算后的输出,所以在 TensorFlow中直接将节点构造器的返回值当作另一节点构造器的输入。这个包括三个节点的计算图的代码如下:

```
1. import tensorflow as tf
2. mat1 = tf.constant([[2., 2., 2.], [2., 2., 2.]])
3. mat2 = tf.constant([[3., 3.],[3., 3.], [3., 3.]])
4. result = tf.matmul(mat1, mat2)
```

构造的三个节点被统一添加到默认的计算图中。接下来将在会话中启动这个计算图,使该计算图运行起来。

启动计算图的第一步是创建一个会话。会话的创建需要调用一个会话构造器tensorflow.Session()。通常来说,在没有指定参数的情况下所创建的会话会直接启动默认计算图。在会话创建好后,调用会话的 run 方法即可运行计算图。run 方法可以接收一个节点的输出当作参数。这个参数决定了 run 方法的返回值,而 run 方法的返回值也就是程序的输出结果。在我们的程序里,需要返回一个矩阵乘法的乘积,那么在 run 方法中就可以传入刚才在程序中定义的矩阵相乘节点的运算结果result,表示需要返回 result 作为程序的输出。当然,也可以取其他的结果和 result一起作为输出,比如想要将 mat1 运行的结果(也就是由 mat1 节点创建的矩阵)作为输出,只需要在 run 中传入[mat1, result]就可以了。获取到输出后,该会话的任务就完成了,即可把会话关闭。这个流程的代码如下:

```
1. sess1 = tf.Session()
2. res = sess1.run(result)
3. print(res)
4. sess1.close()
```

输出如下：

```
1. [[18. 18.]
2. [18. 18.]]
```

会话执行完毕后通常需要释放资源。但是如果在会话执行时出了错，程序运行不到会话关闭的指令 sess. close()，则可能会出现资源无法释放的问题。因此，除了显式调用会话的关闭指令 close 以外，还通常采用 with 代码块来自动关闭会话，防止可能出现的问题。代码如下：

```
1. with tf. Session() as sess2:
2.    y = sess2.run([result])
```

以上就是一个计算图的构建与运行的步骤了。然而在实际情况中可能还会遇到一些问题，比如上面的计算图究竟使用了哪些设备？如何指定程序运行是在 CPU 资源上还是 GPU 资源上？能否指定使用的 CPU 资源或 GPU 资源数目？事实上，TensorFlow 为了充分利用计算资源，在实现时会自动将定义的计算图以分布式方法运行。即使在没有显式地指定是使用 CPU 资源还是 GPU 资源的情况下，TensorFlow 也会自动检测并使用资源。在默认情况下，TensorFlow 会自动使用检测到的第一块 GPU 资源运行计算图。如果想让 TensorFlow 使用更多的 GPU 资源，或为它指定计算图应运行在哪些 GPU 资源中，则依然需要显式指定占用的设备。f. device()方法能够指定程序占用的资源，通常搭配 with 使用，代码如下：

```
1. with tf. Session() as sess3:
2.    with tf.device("/gpu:0"):
3.        mat3 = tf.constant( [[2., 2., 2.], [2., 2., 2.]] )
4.        mat4 = tf.constant( [[3., 3.], [3., 3.], [3., 3.]] )
5.        result2 = tf. matmul(mat3, mat4)
```

在 device 中，可指定的设备由字符串表示，如""/cpu:0""表示程序使用 CPU 设备，""/gpu:0""表示使用第一块 GPU 资源，""/gpu:1""表示使用第二块 GPU 设备等。

4.2.2　TensorFlow 中的数据结构

现在已经用计算图的方式实现了一个简单的矩阵相乘运算。但是，在实际的任务中，我们发现需要定义的运算远比一个矩阵相乘复杂得多，特别是在神经网络模型中，一个模型结构要怎么定义？模型参数要怎么保存？模型输入的数据又要怎么表示？实际上，在上面的例子中我们已经简单地学习到了张量的概念，也接触到了一些常量节点，但是只通过常量去进行运算显然是不够的。接下来，将从 TensorFlow 的数据结构出发，并以一个三层神经网络为例，来学习 TensorFlow 搭建深度学习模型的过程。

在 TensorFlow 中,数据并不是像 Python 那样以单个整数值表示,而是以张量表示,在计算图中的各个节点间传递的都是以张量组成的数据。这些张量从构成方式上可以看作是一个高维的数组或列表,每个张量都有各自的类型、秩和形状。TensorFlow 中定义的张量除了之前接触到的常量以外,还包括一些变量。其中,常量是在定义时就确定值的计算节点,而变量则通常用来表示图中一些节点的状态,返回的是一个可变的张量句柄。

变量维护计算图在执行过程中的状态信息。这里以一个简单的奇数计数器为例,演示变量的使用。TensorFlow 中变量的节点构造器为 tensorflow.Variable。通常在定义了变量节点后,需要对图中的变量进行初始化。我们在示例中定义了一个数值为 1 的变量 sta,然后通过一个数值为 2 的常量 two 不断对变量叠加,最后更新 sta 的变量值。代码如下:

```
1. import tensorflow as tf
2. sta = tf.Variable(1)
3. two = tf.constant(2)
4. new_value = tf.add(sta, two)
5. up = tf.assign(sta, new_value)
6. initop = tf.initialize_all_variables()
```

在代码中定义的节点有五个,分别是变量节点 sta、常量节点 two、求和节点 new_value、赋值节点 up 和一个用于初始化所有变量的节点 initop。在定义了变量节点和常量节点后,求和节点将两个节点的输出值相加,产生一个求和结果 new_value。赋值节点则通过赋值操作将 new_value 这个值赋给变量。在这个赋值节点赋值后,sta 所表示的变量值就更新了。这里使用会话启动图来观察变量的变化,代码如下:

```
1. with tf.Session() as sess3:
2.    sess3.run(initop)
3.    print(sess3.run(sta))
4.    for _ in range(4):
5.      sess3.run(up)
6. print(sess3.run(sta))
```

输出如下:

```
1. 1
2. 3
3. 5
4. 7
5. 9
```

在实际为神经网络模型构建计算图的过程中,通常用变量定义神经网络模型的参数,使这些参数能够随网络的训练不断更新。

在了解完以常量和变量构成的张量后,不妨想一想,这些数据结构是否足够用来

支撑神经网络的构建？模型结构可以通过节点中定义的操作来不断累加实现,模型
参数可以通过变量来更新,模型的输入和超参数可以用常量来定义,但似乎有一点非
常不方便,那就是如果对于每一个输入都用一个常量来定义,那么需要定义多少个常
量节点才能处理成千上万个数据呢？如果每一个超参数都需要构造一个常量节点,
那么每次调参是不是都需要重新定义构建一次计算图呢？这些问题表明,只使用常
量、变量等张量构建神经网络是远远不够的。幸好,TensorFlow 提供了一个灵活的
Feed 机制,这个机制可以在计算图运行时将一个张量送入计算图中的一个节点中。
经过 Feed 机制,在构建计算图时可以为某一个节点"预留"一个位置,这个位置叫作
tensorflow.placeholder()。在计算图执行时再为这个位置送入具体的数值。例如:

```
1. d = tf.placeholder(tf.float32)
2. e = tf.placeholder(tf.float32)
3. result = tf.mul(d, e)
4.
5. with tf.Session() as sess4:
6.     print(sess4.run([result], feed_dict = {d: [6.], e: [3.]}))
```

输出如下:

```
1. [array([18.], dtype = float32)]
```

在上述例子中,d 和 e 都是在构建计算图时预留出的位置,并不包含具体的数
值。在运行时,通过会话的 run 方法传入了这两个节点的输入值,使得该计算图能够
正确运行。如果没有正确提供输入值,那么计算图运行时将会报错。

4.2.3　使用 TensorFlow 搭建神经网络

在定义了 TensorFlow 中的计算图和常见的数据结构后,以一个三层的神经网
络为例,来了解 TensorFlow 的模型构建过程。由于 TensorFlow 中没有现成的神经
网络构建方法,所以不妨从神经网络的一层开始搭起,定义一个层函数,代码如下:

```
1. def layer(input, size_in, size_out, activation = None):
2.     w = tf.Variable(tf.random_normal([size_in, size_out]))
3.     b = tf.Variable(tf.zeros([1, size_out]) + 0.001)
4.     z = tf.matmul(input, w)
5.     if activation is None:
6.         out = z
7.     else:
8.         out = activation(z)
9.     return out
```

在上述函数中,input 是指一个神经网络层的输入;size_in 和 size_out 分别定义
了输入和输出的张量长度,在神经网络中分别表示前一层的节点数目和当前层的节
点数目;activation 是激活函数,w 和 b 分别是当前层中的参数。在定义好层结构之

后,可以定义一个神经网络的结构。假设输入数据是一个具有 50 个特征的数据 x_train,标签是 y_train,类别数目为 2。定义容纳这些数据和标签的节点以及一个由输入层、30 个神经元的隐藏层和输出层组成的三层神经网络的代码如下:

```
1. x = tf.placeholder(tf.float32, [None, 50])
2. y = tf.placeholder(tf.float32, [None, 2])
3. l1 = layer(x, 50, 30, activation = tf.nn.relu)
4. l2 = layer(l1, 30, 2, activation = None)
```

因为 TensorFlow 的 tensorflow.nn 库中有定义好的,所以传入的激活函数节点直接调用库内的激活函数来实现即可。在定义了卷积神经网络后,再定义损失函数和训练的优化方式,就可以使用会话训练神经网络了。这个过程的代码如下:

```
1. loss = tf.reduce_mean(tf.nn.Softmax_cross_entropy_with_logits(l2, y))
2. train = tf.train.GradientDescentOptimizer(0.5).minimize(loss)
3.
4. init = tf.global_variables_initializer()
5. sess = tf.Session()
6. sess.run(init)
7. for _ in range(100):
8.     sess.run(train, feed_dict = {x:x_train, y:y_train})
```

上述代码采用交叉熵损失和梯度下降的优化方式对神经网络模型进行了 100 次训练。模型的预测只需要将 run 接收的参数改为 l2,将通过 Feed 机制送入 x 节点的数据改为测试数据即可。

4.3　PyTorch 框架

PyTorch 是一个基于 Python 的科学计算包,几乎完美兼容了 NumPy 的所有功能。PyTorch 作为一个灵活性高、速度快的深度学习平台,在深度学习模型的构建与算法研究中被广泛使用。

接下来,以 PyTorch 提供的科学计算功能和神经网络构建为例,来学习 PyTorch 框架的使用。

4.3.1　PyTorch 的科学计算

与 TensorFlow 相似,在 PyTorch 中也定义了张量。PyTorch 的科学计算主要定义在张量的基础上。PyTorch 中的张量类似于 NumPy 的多维数组 NdArray,但其可以使用 GPU 来加速计算。而且熟悉 NumPy 的读者通常在学习 PyTorch 时也会感到非常熟悉,因为 NumPy 的大多数科学计算操作在 PyTorch 中均被兼容。这些操作有上百种,受篇幅限制这里主要从张量的创建和一些常见操作的角度,介绍一些 PyTorch 中的科学计算概念和方法。

1．张量的创建

张量的创建方式有很多，这里涉及 torch. empty、torch. ones、torch. zeros 等多种创建方法。例如，可以使用 torch. empty 创建一个未初始化的二维张量，也就是矩阵，例如：

```
1. x = torch.empty(5, 3)
2. print(x)
```

创建的张量是一个 5×3 的矩阵，该矩阵中的所有数值都是未初始化的值，该值是为张量分配的内存空间中的原本数值，通常无法确定，当然也不会被使用。上述代码在某台机器上的输出为

```
1. tensor([[1.4013e-43, 1.4153e-43, 1.3873e-43],
2.         [1.5554e-43, 1.6535e-43, 6.4460e-44],
3.         [1.4714e-43, 1.5554e-43, 6.5861e-44],
4.         [1.4433e-43, 1.4714e-43, 1.6255e-43],
5.         [1.4574e-43, 1.6395e-43, 1.3733e-43]])
```

由上述输出结果可以看出，张量中的数值是一些未经定义的值。通常在声明一个未初始化的张量后，会再为这个张量赋值。当然这不是我们创建张量时需要在意的事。

另一个创建张量的方式是以随机数的形式创建张量。比如以下代码就创建了一个张量，一个 6×4 的矩阵：

```
1. import torch
2. a = torch.rand(6, 4)
3. print(a)
```

通过 torch. rand()创建的张量中的所有数值都是在[0,1]区间上的随机数。上述代码的输出为

```
1. tensor([[0.5276, 0.1860, 0.3713, 0.0763],
2.         [0.9573, 0.4196, 0.2353, 0.0017],
3.         [0.8190, 0.4879, 0.6686, 0.3357],
4.         [0.6660, 0.0472, 0.5642, 0.4648],
5.         [0.9403, 0.3009, 0.4549, 0.7569],
6.         [0.7489, 0.4468, 0.1940, 0.7977]])
```

相比于构建未初始化的张量或者随机数张量，一种更有意义的张量构建方式是将张量构建为全部数值都是 0 的形式。这种构建方式如以下代码所示：

```
1. b = torch.zeros(4, 5)
2. print(b)
```

通过 torch. zeros()产生的张量中的所有数值都是 0。上述代码生成了一个 4×5 的零值矩阵，输出如下：

```
1. tensor([[0, 0, 0, 0, 0],
2.         [0, 0, 0, 0, 0],
3.         [0, 0, 0, 0, 0],
4.         [0, 0, 0, 0, 0]])
```

当然,也可以直接把所有的矩阵都初始化为 1,对应的构建方法为 torch.ones(),这里不再赘述。除了将张量初始化为一些随机数、固定值以外,其实张量还能够通过一些现有的数据结构进行构造。这些结构包括 Python 原生的列表、NumPy 中的 NDArray 等。这里以一个列表为例,来观察使用列表构建张量的操作,代码如下:

```
1. c = torch.tensor([4.5, 6])
2. print(c)
```

上述代码把原来包含两个元素的列表[4.5, 6]转换为了张量,相当于构建了一个包含同样元素的张量。上述代码的输出如下:

```
1. tensor([4.5000, 6.0000])
```

2. 张量的相关操作

在学习了张量的定义之后,我们接着学习与张量有关的操作。在 PyTorch 中定义的与张量相关的操作有数百种,这里只简单讨论几种最基础、最常用的操作。除这些操作以外,读者若需要了解其他的 PyTorch 操作,可通过 PyTorch 官网的文档进行查阅。

加法操作是任何一个科学计算库都必不可少的操作。在 PyTorch 中,仅加法操作就包含两种写法。第一种写法的代码如下:

```
1. x = torch.rand(5,3)
2. y = torch.rand(5,3)
3. print(x + y)
```

上述代码定义了两个随机的张量 x 和 y,并输出了 x 与 y 做加法的结果。输出如下:

```
1. tensor([[ 2.5541,  0.0943,  0.9835],
2.         [ 1.4911,  1.3117,  0.5220],
3.         [-0.0078, -0.1161,  0.6687],
4.         [ 0.8176,  1.1179,  1.9194],
5.         [-0.3251, -0.2236,  0.7653]])
```

现在以第二种写法对同样的 x 和 y 做加法操作,代码如下:

```
1. result = torch.add(x,y)
2. print(result)
```

检查一下输出是否与第一种写法的输出一致:

```
1. tensor([[ 2.5541,  0.0943,  0.9835],
2.         [ 1.4911,  1.3117,  0.5220],
3.         [-0.0078, -0.1161,  0.6687],
4.         [ 0.8176,  1.1179,  1.9194],
5.         [-0.3251, -0.2236,  0.7653]])
```

可见,两种写法所进行的操作,结果是一致的。与加法类似的还有张量的减法、乘法、除法等操作,这几个操作都包括两种写法,一个是直接通过对应的运算符进行表示,另一个是通过调用对应的 torch.add()、torch.sub()、torch.mul()和 torch.div()等方法进行表示。

对张量来说,另一个非常常见而典型的操作是对张量进行索引。索引操作是指在张量的各个维度内,通过索引值选取张量中对应位置的数值。类似于 Python 列表和 NumPy 中的索引,PyTorch 中的索引也有非常简便的索引方式。如对一个随机生成的矩阵 x,在第一维度上选择全部数据,在第二维度上选择第二个数据,即选取 x 中的第二列,代码如下:

```
1. x = torch.rand(5,3)
2. print(x)
3. print(x[:,1])
```

在上述代码中,输出的 x 为

```
1. tensor([[0.6055, 0.0500, 0.2767],
2.         [0.3428, 0.5754, 0.6837],
3.         [0.5197, 0.1650, 0.9724],
4.         [0.8934, 0.1350, 0.4318],
5.         [0.6938, 0.1365, 0.2717]])
```

输出的对 x 索引后的结果为

```
1. tensor([0.0500, 0.5754, 0.1650, 0.1350, 0.1365])
```

与我们期望中的输出一致。

除索引外,还有一个常用的张量操作是把张量变形。对张量变形的操作在神经网络中显得尤为重要,尤其是在卷积神经网络中,通常在将特征图送入全连接层前需要将张量"展平",即把原来的张量变形为一维的张量。一个常用的变形方法是对张量采取 view()操作。该操作的使用方法如下:

```
1. x = torch.rand(4,8)
2. y = x.view(32)
3. z = x.view(-1, 16)
4. print(x.shape, y.shape, z.shape)
```

在上述代码中,对于一个 4×8 的矩阵 x 做了两个变形操作,其中,第一个变形操作是将 x 直接展平成一个一维的张量,第二个变形操作是将 x 变形为一个第二维长度是 16 的矩阵。值得注意的是,在 view()中,一个维度上的－1 表示让机器自动推断该维度下的长度。比如在第二个变形中,因为张量 x 中的值的个数是 32,所以在变形后的矩阵 z 的第二个维度有 16 个数的前提下,第一个维度应该有 2 个数。在view()中设置－1 以后,就不用再进行这个计算了,机器会帮忙算出变形后的第一个维度的长度。打印这些张量的形状,产生的输出如下:

```
1. torch.Size([4, 4]) torch.Size([16]) torch.Size([2, 8])
```

本小节介绍的最后一个常用的张量操作是取值操作。如果一个张量仅包含一个元素,那么可以使用 item()来得到对应的数值,代码如下:

```
1. x = torch.randn(1)
2. print(x)
3. print(x.item())
```

产生的输出结果如下:

```
1. tensor([-0.3081])
2. -0.3081398606300354
```

3. PyTorch 张量与 NumPy 数组的转换

我们很容易就能发现,PyTorch 中定义张量的方式和对张量的操作,从写法上与NumPy 尤其相似。NumPy 中基本上所有的操作都能在 PyTorch 中以相同或类似的方法被兼容。而在数据结构上,将一个 PyTorch 张量与一个 NumPy 数组互换也是一件轻而易举的事。从实现的角度看,PyTorch 的张量其实与 NumPy 数组共享了同一块内存位置,这也是数据转换如此容易的原因。当然,在写法上,PyTorch 也提供了极其方便的转换接口。

首先是将 PyTorch 转换为 NumPy 数组。在 PyTorch 中将这个转换的接口定义为 numpy(),只需要对一个张量调用该方法,就能够返回一个对应的 Numpy 数组。对应的代码如下:

```
1. a = torch.ones(5)
2. print(a)
3. b = a.numpy()
4. print(b)
```

产生的输出如下:

```
1. tensor([1., 1., 1., 1., 1.])
2. [1. 1. 1. 1. 1.]
```

可以轻易地看出,经过转换后的数据已经不是原本的张量了。虽然因 NumPy中定义的输出格式而看不出来它是一个 NumPy 数组,但是实质上其确实是一个NumPy 数组。

从 NumPy 数组转换回 PyTorch 张量的方法也很简单,只需要调用 torch.from_numpy()即可。

```
1. import numpy as np
2. a = np.ones(5)
3. b = torch.from_numpy(a)
4. np.add(a, 1, out = a)
5. print(a)
6. print(b)
```

输出结果如下:

```
1. [2. 2. 2. 2. 2.]
2. tensor([2., 2., 2., 2., 2.], dtype = torch.float64)
```

虽然这段代码主要在介绍从 NumPy 数组到 PyTorch 张量的转换,但注意代码的第 4 行,是通过 NumPy 中的相加方法对 NumPy 进行的操作,而输出的 PyTorch 张量的值也随之改变了。这充分说明,在内存中,PyTorch 张量和 NumPy 数组共享同一块地址。在 PyTorch 中,CPU 上除类型是字符的张量外的所有张量都支持与 NumPy 的相互转换。

4.3.2　使用 PyTorch 搭建神经网络

在 4.3.1 小节中,我们简单了解了 PyTorch 的科学计算功能。而 PyTorch 除科学计算外,更为大家所熟知且更强大的功能是它作为深度学习库所提供的深度学习模型构建和模型训练等功能。接下来将以使用 PyTorch 构建神经网络为例,来学习 PyTorch 框架在该方面的使用方法。

在 PyTorch 中,通常使用 torch.nn 包来构建神经网络。在 torch.nn 包中定义了一组模块(module),这些模块可以认为是神经网络中的一些层。每个模块都会接收输入的张量,计算输出的张量,同时也可能会保存神经网络层中的内部状态,这些状态可能是神经网络中的参数等。除了模块之外,torch.nn 包中还定义了很多常用的损失函数。

这里依旧以一个由输入层、包含 30 个神经元的隐藏层和输出层组成的三层神经网络为例,来构建一个神经网络模型。假设输入数据是一个具有 50 个特征的数据 x_train,标签是 y_train,类别数目为 2。定义容纳这些数据和标签的节点以及一个由输入层、30 个神经元的隐藏层和输出层组成的三层神经网络的代码如下:

```
1. import torch
2. model = torch.nn.Sequential(
3.     torch.nn.Linear(50, 30),
4.     torch.nn.ReLU(),
5.     torch.nn.Linear(30, 2),
6. )
```

相比于 TensorFlow 中需要定义层中的计算，PyTorch 对相关的神经网络层进行了封装，如每一个隐藏层神经元间的线性操作都被定义为 torch. nn. Linear()，只需要指定这个隐藏层输入张量的长度和输出张量的长度就可以完成这个操作的构建。在上述代码中虽然模型的构建为第 3～5 行，但这并不对应着我们所说的输入层、隐藏层和输出层。因为输入层作为输入数据并没有显示在模型的构建中，而第 3 行和第 4 行则是构建了由线性操作和激活函数 ReLU() 构成的隐藏层，第 5 行则是构建了由线性操作所构成的输出层。

在定义了网络结构后，需要指定损失函数和训练的优化方法。如在训练中使用均方误差作为损失函数，使用梯度优化算法 Adam 作为优化方法，在 PyTorch 中也对这些方法做了非常简洁的封装，代码如下：

```
1. loss_fn = torch.nn.MSELoss(reduction = 'sum')
2. optimizer = torch.optim.Adam(model.parameters(), lr = 1e-4)
```

torch. nn 包提供了包括交叉熵、均方误差、平均绝对误差等各种常用的损失函数，以及包括 SGD、Adam、Adadelta 等各种常用的梯度优化算法，而且这些内容会随着 PyTorch 版本的更新不断融入新的内容，读者可以尝试在构建神经网络模型的过程中使用不同的损失函数和优化算法来查看模型训练的效果。

经过模型的定义和模型训练方法的定义，只需要向模型中输入数据 x 和对应的标签 y 就可以训练模型并使用模型进行预测了。模型训练的示例代码如下：

```
1. for t in range(100):
2.     y_pred = model(x)
3.     loss = loss_fn(y_pred, y)
4.     optimizer.zero_grad()
5.     loss.backward()
6.     optimizer.step()
```

在上述代码中，第 2 行代码表示神经网络一次前向传播的过程，通过输入数据 x 产生对应的预测结果 y_pred；第 3 行代码使用预测结果 y_pred 和数据的真实标签 y 通过损失函数计算损失；第 4 行将神经网络中缓存的梯度清空；第 5 行通过反向传播计算神经网络中所有层的梯度；第 6 行则通过梯度对每层的参数进行更新。通过第 2～6 行代码，就能够完成一次模型的训练。上述代码对模型训练了 100 次，假设模型训练完后，我们就可以对测试的数据调用第 2 行的前向传播函数，产生测试数据的预测结果。

4.4 小　结

肺癌智能诊断的实现依赖于程序语言、工具与框架。由于人工智能算法主要依赖于 Python 语言实现，因此本章就广泛使用的 3 个基于 Python 的机器学习和深度学习框架展开介绍。scikit-learn 是一个机器学习库,建立在 NumPy、SciPy 和 matplotlib 上,属于机器学习中应用最广的 Python 软件包之一。其功能集成了经常使用的六类任务:分类、回归、聚类、数据降维、模型选择和数据预处理,并提供了网格搜索、交叉验证及多类验证指标等常用的机器学习调参方法和验证策略。

TensorFlow 是 Google 研发的第二代人工智能学习系统,采用计算节点和计算图的方式定义深度学习模型的计算过程,使用其定义的数据结构可以灵活搭建深度学习网络。

PyTorch 与 TensorFlow 类似,是一个基于 Python 的科学计算包,其优点在于几乎完全兼容了 NumPy 的所有功能,更加符合 Python 的语言风格,并且同样具有良好的灵活性与计算性能。

在这些工具和框架的基础上,肺癌智能诊断算法才得以快速地搭建、实施和部署。

第 **5** 章

肺癌智能诊断流程

肺癌智能诊断是指使用人工智能方法辅助医生诊断肺癌。现在,计算机科学与医学研究者们在肺癌智能诊断方面已经有了一定的研究,这些研究主要以肺癌的早期筛查为主,通过人工智能方法训练计算机从医疗图像中自动学习如何检测和诊断肺癌的早期病灶——肺结节。其中,患者的胸部 CT 图像是使用人工智能检测和诊断肺癌早期病灶任务中最常用的医疗影像数据。机器人经过大量 CT 图像训练后,学会了如何在 CT 图像中寻找和诊断肺结节,就可以在接收到的 CT 图像中检测和诊断肺结节了。

这个过程通常涉及以下几个步骤:

① CT 图像和其他数据的预处理。计算机喜欢数字。无论是什么数据,对计算机而言都表示不同结构的数字。例如一张 CT 图像输入计算机后,就转化成一个由数字组成的二维矩阵,每个数字都代表 CT 图像中一个像素点的像素值。患者的年龄、性别、有没有吸烟史等临床数据,在进入计算机后也通常变成了不同类型的数字——一种常见的做法是用年龄本身的数字代表"年龄";用"1"代表"男性"、用"0"代表"女性";用"1"代表"有"、用"0"代表"没有"等。把患者的临床信息放在一起,送入计算机后就形成了一组用数字组成的向量。然而,这些数字不一定会被直接用于人工智能算法中。研究人员有时会对这些数据预先进行针对性的处理,也就是数据预处理。例如,在数据的采集与获取中经常会遇到一些问题,如某些数据字段出现空缺、数值超出应有的范围或者数值错误等,这时就需要把出现问题的"脏"数据"清洗"出去。另外一种常见的情况是,研究人员为了提升数据在算法中的表现,先对数据进行一定的处理后再送入人工智能算法中训练。像是在 CT 图像中,先把肺部区域提取出来后送入人工智能算法中去训练算法或使用算法进行诊断,往往比把整张 CT 图像送入人工智能算法能够取得更好的效果。

② 提取特征。对于计算机而言,数据是由一个个样本组成的,比如使用 CT 图像检测肺结节时,每个患者对应的一组 CT 图像就构成了一个样本。而样本在计算机中本质上又是一组数字。也就是说,数据是由一组一组的数字组成的。我们知道,有肺癌病灶的 CT 图像和没有肺癌病灶的 CT 图像在输入计算机后表示的数字应该在某些方面是不同的。但是,计算机要怎样认识到这之间的区别呢?特征提取就是对这些数字进行有意义的分析,使计算机能够提取出每组数字的特性,从而在特征的

层面上解决问题。在人工智能普及之前,特征是由手工设计的。例如,有些肺结节诊断算法设计了"密度"。密度在CT图像中可以由图像灰度表现出来,而图像灰度对计算机而言可以很轻松地由数字计算出来。这样,计算机就可以根据一组数字计算出数字背后的密度特性,从密度的角度区分肺结节了。通常,各种算法会包括若干不同的特征,共同用来分析。人工智能技术赋予了特征提取自动化的特点。不同于以往的手工设计特征,现在的人工智能算法提供了在数据中自动提取特征的方法,使智能肺癌诊断除人工设计的特征以外,能够自动提取人类没有注意到的、更具代表性的特征,从而大幅提升了诊断效果。

③ 肺结节检测与分割。肺结节的检测与分割是智能化的肺癌诊断中侧重于应用的重要步骤。肺结节检测将肺结节的位置以长方形边界框的形式表示成四个坐标,由这四个坐标就可以确定肺结节在CT图像中的位置。而肺结节分割则更进一步,将肺结节的轮廓全都表示出来。也就是说,肺结节检测的结果是肺结节区域的最小外包矩形,矩形的定点以四个坐标表示。而肺结节分割的结果则是肺结节的轮廓区域,相比于矩形要更加精准、复杂。肺结节检测与分割利用计算机提取到的数据特征,得到检测和分割的结果。以"密度"特征为例举一个不太恰当的例子,假如规定肺结节的密度都比较小,肺内其他组织的密度都很大(实际情况并不是这样),那么计算机就可以根据密度特征,轻松地在CT图像中找到肺结节的位置。

④ 肺结节良恶性诊断。在CT图像中检测或分割出肺结节后,可以对肺结节进行良恶性诊断。当然,诊断肺结节的良恶性也需要计算机通过相应的特征去判断。这里还是以密度特征为例举一个不太恰当的例子,假如良性肺结节的密度很小,而恶性肺结节的密度很大(实际情况并不是这样),那么计算机就可以根据密度来判断一个肺结节到底是良性的肺结节还是恶性的肺结节,从而诊断患者是否罹患肺癌。

除这些步骤以外,研究人员还在病理、分子分型方面进行了一定的探究,但由于相关成果尚未公布,本书没有将它们加入上述步骤中。下面将分别从方法层面讨论数据预处理、医疗图像特征提取、肺结节检测以及肺结节良恶性诊断等的相关方法和进展。

5.1　数据预处理

5.1.1　为什么需要数据预处理

榨果汁时,要先把水果削皮切块后才能放进榨汁机中,否则榨汁机无法工作。数据预处理就是这么一个削皮切块的过程。在许多领域的任务中,数据通常以无法被计算机理解的形式出现,因此需要对数据进行非常精密的预处理操作。数据预处理将计算机难以理解的数据或部分有误的数据进行清洗、转换、描述、增强等操作,使数据能够更快、更有效地应用于相应算法中。

在以机器学习为代表的人工智能算法中,数据预处理虽然与算法关系不大,但是却能够对数据的质量产生影响,从而提升算法的表现力,促进算法落地。表5-1反映了数据采集过程中常见的问题。

表5-1 数据采集过程中常见的问题

问题类型	患者名	年龄/岁	性　别	生　日	医生工号
数据缺失	张三		男	1954/11/11	
数据噪声	李四	-10	女	1988/06/21	
数据不一致	王五	25	男	2020/06/06	
数据冗余	赵六	68	女	1952/03/22	01221
数据重复	王五	25	男	2020/06/06	

在实际业务中,收集到的数据通常存在以下问题:

① 数据缺失。数据缺失是指收集到的数据中某个属性字段为空值。如某患者的年龄字段 Age="。缺失的数据难以被结构化表示,从而使算法无法识别。

② 数据噪声。数据噪声是指数据超出了合理范围。如某患者的年龄字段 Age="-10"。存在的数据噪声通常会对算法产生干扰,让算法对自己学习的成果和状态产生疑惑。尤其是数据中大量的数据噪声,几乎会使算法难以完成训练。

③ 数据不一致。数据不一致通常出现在来源不同的两份数据合并时,数据的同一字段出现矛盾,或一份数据中的两个属性出现矛盾。例如来自某 HIS 系统的患者年龄字段 Age="25",而来自某医疗机构的数据显示该患者年龄字段 Age="0"。另外的常见情况是某份数据内患者年龄 Age="25",但患者的出生日期却是 Birthday="2020/06/06"。

④ 数据冗余。数据冗余是指数据中存在一些属性字段,其与实际任务没有关系。如"医生工号"这一属性,显然与肺癌智能诊断没有关系,但可能会对人工智能算法造成干扰。

⑤ 数据集不均衡。数据集不均衡是指数据集中不同类别的数据量差距悬殊。比如在肺结节的良恶性诊断任务中,如果数据集中良性结节的样本只有 10 例,而恶性结节的样本却有 1 000 例,那么算法就会倾向于把肺结节判断为恶性,这是明显不合理的。

⑥ 存在离群点。有时数据中会出现离群点,其是指明显与其他数据不一样的异常值。如某"老年病"的患者年龄字段出现 Age="12"的数值,该数值与其他人的数值差别太大,应当成一个异常情况处理。对于数据中的离群点,主要工作并不仅仅在对离群点的处理上,还包括在数据中检测出离群点。对此,研究者提出了OneClassSVM、Isolation Forest 和 Local Outlier Factor 等多种方法,将有助于在数据集中检测出离群点。

⑦ 数据重复。数据重复是指在数据集中存在同一数据多次出现的情况。

为了解决上述问题,通常会对出现异常的数据进行预先处理。

5.1.2　常用的数据预处理方法

常用的数据预处理方法包括:数据清洗、数据转换和数据描述。

1. 数据清洗

数据清洗主要是针对数据缺失、存在离群点和数据重复等各类数据异常,目的是通过一定方式清洗掉这些"脏"数据。数据清洗通常包括删除和填补两种方式。

删除是指直接把出现异常的数据样本删除。该方式适用于出现异常样本较少的情况。比如数据库中仅有几位病人的数据存在缺失或离群点,则直接删除这几位病人的数据即可。对于重复数据,删除重复数据就是最直观有效的预处理方式。

填补是指把缺失或异常数据使用正常的值进行填充或修补。通常,填补包括手工填补和自动填补。其中,手工填补是通过重新收集数据或根据领域知识,人为地补充缺失的数据或修改异常的数据;自动填补则是通过均值、概率分布或根据数据的实际情况进行建模,用计算出的数值填充缺失数据或修改异常数据,如表 5-2 所列。

表 5-2　数据填补示例

问题类型	患者名	年龄/岁	性　别	生　日
数据缺失	张三	66	男	1954/11/11

数据清洗工作是对异常值的直接处理,理论上在数据清洗完后,数据集中就不再包含异常数据了。

2. 数据转换

数据转换是指对数据通过一定数值或类型上的转换,把原本不适用于人工智能算法的数据变为适合人工智能算法的数据。通常,数据转换包括采样、类型转换和归一化。

(1) 采　样

采样主要是指从特定的分布中抽取样本点。当样本规模过大或分布过于复杂时,可以用随机抽取样本点的方式将原本复杂的样本分布转化为离散的样本点,从而对复杂模型进行近似求解。采样处理的另一个主要应用是对不均衡的数据集的处理。通过样本重采样,可以调整数据集中过多的样本或过少的样本所占的比例。在重采样中,可以分为过采样(over-sampling)和欠采样(under-sampling)。

过采样方法对某类数量非常少的样本进行有放回的重复随机抽取。依旧以肺结节良恶性分类为例,如果数据集中良性结节和恶性结节的比例是 1:100,那么直接把良性肺结节以过采样的方式复制 100 份,不仅扩大了数据集,而且使数据集变得均衡。当然,如果只是简单地复制数量比较少的样本,势必会造成数据重复,导致人工智能方法过多地关注重复的样本,忽视这个类别下的其他样本。在这种情况下,人工智能算法对这些重复的样本就表现得尤其敏感,对没有见过的样本则表现得非常"严格",这种情况被称为"过拟合"。而训练时的样本无法代表这个类别下面的所有样本,也是导致过拟合的一个重要因素。因此,过采样通常在重复抽样的基础上,采用一定方法重新生成新的样本。对于数值型数据,研究者提出了若干方法用于在抽样的过程中生成新的样本,包括 SMOTE(Synthetic Minority Over-sampling Technique)、Borderline-SMOTE 和 ADASYN 等算法;对于图像数据,则通常在采样后使用旋转、改变亮度、裁剪等方法生成新的数据。值得注意的一点是,虽然在过采样中新生成数据避免了数据集中充斥着重复的数据,但由于新生成的数据还是来源于少部分数据,依旧很难代表这个类别下面所有样本的分布,依旧有难以避免的过拟合风险。

欠采样方法是针对数据集不均衡的另一种重采样方法。过采样是通过重采样的方式扩充占比较小的样本,而欠采样则与它相反。欠采样以重采样的方式在占比较多的样本中随机抽取少量样本,以达到样本之间比例平衡的目的。虽然欠采样也能够平衡样本间的比例,但是由于欠采样本质上是通过削减样本比较多的类别中的数据来达到目的,可能会损失部分有用信息,导致人工智能算法对样本分布的学习不够充分,这种情况被叫作"欠拟合"。针对这个问题,研究者提出了 Informed Under-sampling 等方法对欠采样进行改善,以解决数据丢失的问题。

(2)类型转换

类型转换是另一种数据转换方式。计算机只对数字敏感,但是如果数据中包含非数字格式的内容该怎么办?现在,研究者已经针对不同类型的数据,提出了很多向数值转换的方法。

常见的数据类型通常可以简单地划分为数值型和非数值型。数值型的数据是指数据本身就是用数字表示的,如连续型的数值数据(如身高、体重、温度等)和离散型的数值数据(如人员数目等)。非数值型的数据则包括定序型数据、定类型数据和字符串型数据等。定序型数据以排序表示类别,如衡量一个人身高的数据可以是"矮""中""高"这么一个序列。定类型数据也是表示类别,但是这些类别无法进行排序,如判断一个人的职业,数据可能包括"老师""工人""商人"等,这些职业间没有先后、大小顺序,也无法进行比较。除类别数据之外,有些数据无法用类别表示,这些数据通常以字符串的形式表示,如姓名、住址等信息。

因为计算机更喜欢数字,所以非数值型的数据通常需要转换成数值型的数据,才能被计算机使用。对于定序型数据,由于这类数据本身存在大小、先后顺序,通常可以根据顺序关系给每个数据一个编号,如将"矮"设定为1,"中"设定为2,"高"设定为3。这样,转换后的数值数据依旧保留了原本的大小关系,如表5-3所列。

表 5-3　定序型数据的转换

数　据	高	中	矮
转换后	3	2	1

对于定类型数据,编号则显得不太合适。因为数据本身是没有次序关系的,如果使用编号,则在数据转换后会给数据无端添加次序关系,在后续使用这些数据时会经常出现问题。为了解决定类型数据的转换,研究者提出了"独热编码"(one-hot encoding)的方法,如表 5-4 所列。独热编码通常根据某个数据属性包含的类别的数量,将这个数据属性以一串向量表示。例如,如果在数据中,"职业"这个属性包含"老师"、"工人"和"商人"三种职业,那么根据独热编码,可以将"老师"以(1,0,0)表示,类似地,"工人"和"商人"则可以表示成(0,1,0)和(0,0,1)。在定类型数据中,独热编码是最常用的类型转换手段,其他方法还包括以二进制表示类别的二进制编码等。

表 5-4　定类型数据的转换

数　据	老　师	工　人	商　人
转换后	(1,0,0)	(0,1,0)	(0,0,1)

与定序型数据和定类型数据的转换相比,字符串型数据的转换要复杂一些。无论是编号还是各种编码,对字符串型数据都不是很适用。为了处理字符串型数据,研究者通常从计算机方面进行研究,尤其是从自然语言处理领域中借鉴一些技术,采用词袋模型(bag of words)、TF-IDF(Term Frequency-inverse)、主题模型(topic model)和词嵌入(word embedding)等方法将字符串型数据进行编码。

(3) 归一化

在把所有数据都转换成数值型数据后,计算机就可以对数据进行特征提取与分析了。但是,在实际应用中还存在这样一个问题:数据的量纲不一样。例如以标准单位的身高(m)和体重(kg)作为两个特征,则可以看到身高的数值在 1.5～2 m 之间,而体重的数值则通常在 40～100 kg 之间。无论是数值的大小还是范围,体重都比身高大得多。这样,对于很多人工智能方法,尤其是以梯度下降作为基础的方法,不仅会更倾向于对体重的分析,而且在方法的训练过程中还会遇到训练不稳定的问题。因此,在实际应用中,往往会对不同量纲的数据进行归一化,将数据的所有特征都统一到相同的范围内。常见的归一化方法有线性归一化(min-max scaling)和零均值归一化(z-score normalization)。

线性归一化将特征统一映射到[0,1]区间上,计算方式如下:

$$y = \frac{x - \min}{\max - \min} \tag{5.1}$$

式中:x 是原本的特征;y 是映射后的特征;max 和 min 分别表示特征中的最大值和最小

值。举例来说,在数据中,体重的最大值是 100 kg,最小值是 50 kg,那么根据式(5.1),75 kg 的体重就可以映射到 0.5 这个数值,100 kg 的体重就可以映射到 1 这个数值。通过将所有特征都进行一次这样的映射,就可以保证所有特征都处于[0,1]区间上了。

零均值归一化基于均值和标准差,将特征的均值和标准差分别标准化为 0 和 1,以达到消除量纲影响的目的。零均值归一化的计算方法如下:

$$y = \frac{x - \bar{x}}{s} \qquad (5.2)$$

式中:$\bar{x}$ 和 s 分别表示特征的均值和标准差。这种方法适用于特征的最大值和最小值未知或特征中存在离群点的情况。

3. 数据描述

在对数据进行归一化操作后,为了更清楚地表示数据和特征的分布,有时会对数据计算统计量进行可视化工作。数据的常用描述包括数据的均值、中位数、频数和方差等。通过数据描述,可以轻易地知道数据的分布情况。而数据的可视化对数据的分布提供了更清晰直观的表现方式。无论是柱状图、饼图,还是散点图、折线图,抑或是三维空间中的散点图,都对了解特征分布情况有着非常重要的作用。

5.1.3 医疗图像预处理

相比于通用的数据预处理方法,图像的预处理方法要复杂得多。图像预处理的目的通常是为了提高图像的质量,消除噪声在计算机辅助诊断算法中的影响。当前对图像的预处理多种多样,根据不同的业务通常会派生出不同的图像预处理手段。在医疗图像领域,预处理的方法也相对较多。医疗图像通常来源于不同的医学影像设备。在医学影像的采集过程中,经常受到热噪声、光源等因素的影响,导致图像中存在一定噪声。图像预处理通常在对医疗图像提取特征前,对图像中可能存在的噪声进行处理。图像预处理已经成为医疗图像中不可或缺的工作。常用的医疗图像预处理方法包括以下几种:

1. 灰度变换

多数医疗图像的像素是用灰度表示的。灰度的范围一般在[0,255]区间上。灰度变换从像素的角度,通过改变像素的灰度值对图像进行增强。设图像中的某个像素为 f,灰度变换为 $T(\cdot)$,那么变换后的灰度 $g = T(f)$。常用的灰度变换包括灰度反转、感兴趣区域灰度变换、对数灰度变换和指数灰度变换等。

灰度反转操作把整张图片中所有像素的灰度值都进行反转,图 5-1 所示为灰度反转的示意图。反转的操作定义如下:

$$g = T(f) = f_{max} - f \qquad (5.3)$$

式中:f_{max} 指最大灰度值,通常为 255;f 为原本的像素灰度值。反转后,原本图像中偏白的像素会变得偏黑,原本偏黑的像素会变得偏白。这个方法通常适用于图像中大部分区域都是黑色,或者关注的区域整体偏暗但包含白色或灰色细节的情况,灰度反转可以在视觉上使图像中的待观察对象更加清晰。

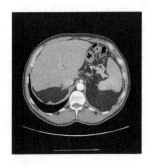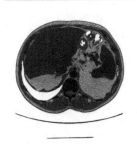

图 5 - 1　灰度反转

感兴趣区域灰度变换适用于一张图像中关注的区域(称感兴趣区域)的灰度范围仅占图像的小部分的情况,如图 5 - 2 所示。举例来说,如果感兴趣区域的灰度范围是[180,230],而整个图像的灰度范围是[0,255],那么感兴趣区域在图像上从视觉上看起来是一个模糊亮块,难以进行观察分析。针对感兴趣区域是一个模糊亮块或暗块的情况,感兴趣区域灰度变换把感兴趣区域的灰度范围从原本的局部范围拉大到最大的灰度显示范围,把亮块或暗块转换成可以观察的图像。在拉大灰度范围之前,感兴趣区域灰度变换还会把感兴趣区域外的无关区域用 0 填充。而 0 在灰度中表示黑色,这个操作相当于把无关区域使用黑色"抹除"掉。这个过程表示如下:

$$e(f) = \begin{cases} f, & f_1 \leqslant f \leqslant f_2 \\ 0, & \text{其他} \end{cases} \tag{5.4}$$

式中:f_1 和 f_2 分别是感兴趣区域的灰度范围的最大值和最小值。用这个方法计算出来的中间图像 e 去除了原本图像中的无关区域。对于中间图像 e,感兴趣区域灰度变换拉大了感兴趣区域的灰度范围。这个过程表示如下:

$$g = T(f) = \frac{e - f_1}{f_2 - f_1} \times f_{max} \tag{5.5}$$

式中:f_{max} 依旧指最大灰度值,通常为 255。通过这个操作算出来的图像 g 就是去除无关区域后,拉大灰度范围的感兴趣区域图像了。

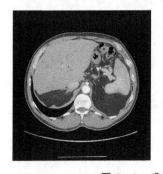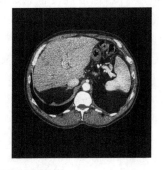

图 5 - 2　感兴趣区域灰度变换

对数灰度变换能够扩展图像中的低灰度值,压缩图像中的高灰度值,达到强调低灰度部分的目的。这种灰度变换适用于医疗图像需要观察的暗部过暗的情况,增强低灰度部分的细节,使图像暗部区域的细节能够展示出来。对数灰度图像的变换公式如下:

$$g = T(f) = c \times \ln(1 + f) \tag{5.6}$$

式中:c 是一个大于 0 的比率常数。另外,对数灰度变换在图像的频域分析中具有典型应用。在图像空间变换到频域后,因为傅里叶系数范围能够达到 $[0, 1.5 \times 10^6]$ 的范围,所以转换后的傅里叶图像显示非常不直观。因此,通常会使用对数灰度变换对转换后的傅里叶图像进行处理,使傅里叶图像变得更加清楚。

不同于对数灰度变换增强低灰度细节,指数灰度变换在视觉上更偏向于对中间灰度值的改变,而中间灰度值的变化往往在视觉上体现为整体灰度的改变。比如在图像整体偏暗时,通过调整指数变换的参数,可以调亮图像整体;当图像过亮产生"冲淡"效果时,可以调节参数,使图像变暗一些。指数灰度变换的公式如下:

$$g = T(f) = c \times f^{\gamma} \tag{5.7}$$

类似于对数灰度变换,式中 c 是一个大于 0 的比率常数,γ 是指数因子,通常选取 γ 大于 1,此时 γ 越大,中间灰度就变得越暗;当 γ 小于 1 时,γ 越小,中间灰度就变得越亮。

2. 直方图增强

灰度是指灰度图像中一个像素的值,而灰度直方图则是从整张图像的角度对所有像素上灰度的统计。灰度直方图的横轴表示灰度值,纵轴表示拥有该灰度值的像素的个数。通过灰度直方图可以表示出图像灰度的整体分布和图像性质。举例来说,如果在直方图中显示灰度靠近 0 的像素点个数特别多,那么表示图像整体偏暗;而如果灰度靠近 255 的像素点特别多,则表示图像整体偏亮。如果直方图中大部分像素点都集中在某一个灰度范围内,则说明图像的动态范围较小,细节不够清楚。通过这些分布上的规律,可以很清晰地判断出图像是否合适,从而选择对应的直方图增强手段。图 5-3 所示为一张 CT 图像的灰度直方图。

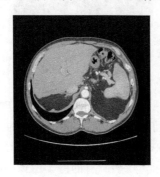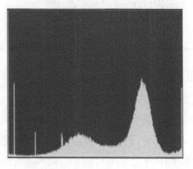

图 5-3 CT 图像的灰度直方图

直方图均衡是最常见的直方图增强手段。由上面的例子可以看出,直方图的动态范围在很大程度上反映出了图像的质量。直方图均衡通过直方图变换,增强动态范围偏小的图像的对比度,将图像灰度信息分布得尽可能均匀,从而提升图像质量。如果以一个一维的离散函数表示图像的灰度直方图,这个直方图共有 L 列,第 k 列的高度用 n_k 表示,那么灰度直方图可以表示为

$$h(k) = n_k, \quad k = 0, 1, \cdots, L-1 \tag{5.8}$$

直方图均衡首先从图像的直方图计算归一化累加直方图。归一化的方法为

$$P_r(k) = \frac{n_k}{N} \tag{5.9}$$

式中:N 表示像素的总数。在归一化的基础上,归一化累加直方图以下面的公式对每一列的结果进行叠加:

$$s_k = \sum_{j=0}^{k} P_r(j) \tag{5.10}$$

在生成的归一化叠加直方图中,纵坐标的值随灰度级的增大而增大,直至最后一列的纵坐标值为 1。设生成的归一化累加直方图为 H,则根据直方图均衡生成的增强图像可以表示为

$$g = (L-1) \times H \tag{5.11}$$

直方图均衡在医疗图像预处理中的应用非常广泛。如图 5-4 所示,有些细节不清楚的医疗图像在经过直方图均衡后,细节部分得到了明显的增强,为后续医生和计算机诊断带来了巨大便利。

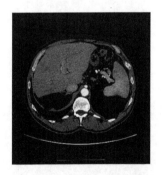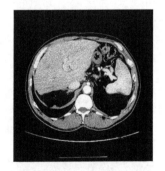

图 5-4　直方图均衡前后的医疗图像

3. 空间滤波器

灰度变换和直方图均衡只考虑了图像的像素,通过对图像像素操作可改善图像过暗、过亮、动态范围太小导致的细节模糊等问题,而空间滤波器则同时考虑了像素的灰度和像素的邻域,通过不同类型的空间滤波器消除图像中的噪声。

噪声普遍存在于图像中,医学图像也是如此,几乎所有的医学图像中都包含一些视觉噪声。这些噪声在医学图像中通常表现为斑驳、颗粒、纹理或雪花状的外观。在不同的医疗图像中,核图像中的噪声是最为严重的。MRI、CT 和超声图像往往也面

临着噪声的困扰。因此,对于噪声的处理往往是图像增强中不可或缺的一部分。

空间滤波器是一种非常经典的图像处理方法,在图像降噪中具有非常广泛的应用。空间滤波器通常将一个滤波器算子(也称为核)和由某中心像素与周围像素组成的邻域进行计算,然后使用计算结果作为新的像素值。新像素值因为是由一个邻域内的很多个像素生成的,所以生成的图像通常具有一些平滑的效果。假如以 $k(x,y)$ 表示核,设核的尺寸为 $W \times L$,图像为 $f(x,y)$,那么滤波操作可以定义为

$$k(x,y) \times f(x,y) = \sum_{s=-a}^{a} \sum_{t=-b}^{b} w(s,t) f(x+s, y+t) \tag{5.12}$$

式中:$a = \dfrac{W-1}{2}, b = \dfrac{L-1}{2}$。为了方便索引,也为使 a 和 b 都为正整数,通常核的尺寸为奇数。以直观的方式来看,空间滤波器相当于核在图像上不断滑动,每产生一次滑动便会新产生一次计算结果,在滑动结束后,便获得了一个由核和原本图像计算出的新的图像,该过程如图 5-5 所示。

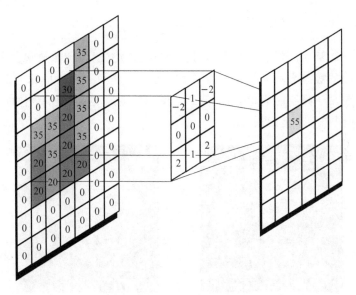

图 5-5　图像中的滤波操作

按滤波器算子中的运算是否是线性运算来划分,空间滤波器可以分为线性滤波器和非线性滤波器。其中,线性滤波器包括以均值滤波为代表的低通滤波器和以边缘提取为代表的高通滤波器两种;非线性滤波器则包括最大值滤波器、最小值滤波器和中值滤波器三种。这里将分别以最常用的均值滤波和中值滤波为例,来介绍空间滤波器在医学图像中的降噪作用。

均值滤波是一个非常典型的线性滤波算法,它的工作就是通过滤波器算子,对滤波器算子覆盖到的图像像素求均值。设滤波器算子的尺寸为 $W \times L$,均值滤波的滤

波器算子可以用下面的矩阵表示：

$$\frac{1}{W \times L} \begin{bmatrix} 1 & \cdots & 1 \\ \vdots & & \vdots \\ 1 & \cdots & 1 \end{bmatrix} = \begin{bmatrix} \dfrac{1}{W \times L} & \cdots & \dfrac{1}{W \times L} \\ \vdots & & \vdots \\ \dfrac{1}{W \times L} & \cdots & \dfrac{1}{W \times L} \end{bmatrix} \tag{5.13}$$

举例而言，假设滤波器算子 k 的尺寸是 3×3，对于一个 4×4 的图像 f，假设图像中的灰度值为下述矩阵：

$$f = \begin{bmatrix} 10 & 20 & 30 & 40 \\ 50 & 60 & 70 & 80 \\ 90 & 100 & 110 & 120 \\ 130 & 140 & 150 & 160 \end{bmatrix} \tag{5.14}$$

那么经过均值滤波，生成的新图像 g 可以表示为

$$g = k \times f = \begin{bmatrix} 60 & 70 \\ 100 & 110 \end{bmatrix} \tag{5.15}$$

均值滤波能够对图像起到平滑作用。经过均值滤波后，图像通常会变得模糊，因此对小而稀疏的噪点会有良好的筛除作用。图 5-6 所示为均值滤波前后的图像。虽然均值滤波用于降噪时简单有效，但是均值滤波通常也会把图像中的细节和边缘模糊掉，造成图像细节上的损失。

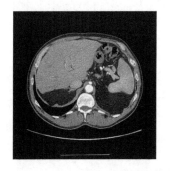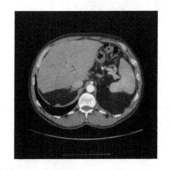

图 5-6 均值滤波前后的图像

中值滤波是一个典型的非线性滤波算法。均值滤波在滤波算子的作用下，每次滑动都会输出覆盖到的图像像素的均值；而中值滤波则会输出覆盖到的图像像素的中位数。图 5-7 所示为中值滤波前后的图像。

中值滤波在图像降噪中也起着很大的作用，尤其适合以椒盐噪声为代表的细密噪声的去除。相比于均值滤波，中值滤波不会有模糊掉边缘的问题，但是边缘位置可能会发生几个像素的变动。

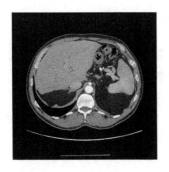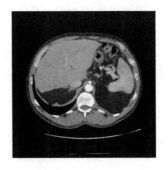

图 5 - 7　中值滤波前后的图像

4. 频域增强

　　无论是改变像素灰度的灰度变换、直方图均衡,还是综合考虑像素邻域间关系的空间滤波器,这些图像增强方法都是利用和针对图像中的像素进行操作的,在数字图像处理中通常把它们称为在空间域上的方法,或称空域法。而有一类方法则跳出了图像的像素、邻域这些空间信息范围,从频域角度增强图像,称为频域法。

　　频域通常可以用频谱图理解,它的横坐标是频率,纵坐标是频率信号的幅度,用来描述信号的频率结构和频率信号幅度的关系。频域法主要利用频域空间的性质。由于频率往往与图像的表征存在一定的对应关系,如频域中的高频信息通常表示图像的边缘或纹理细节,低频信息通常表示图像的轮廓,频率变化的快慢通常也与图像的灰度有关。因此,一些在空间域中非常困难的事情放在频域中将变得非常简单。频域法的主要步骤是:首先,通过一定变换方法将图像变换到频域空间;然后,在频域空间内设计一个转移方法,改变图像的频率分布;最后,把结果通过反变换转回到图像空间,得到增强的图像。

　　傅里叶变换是最常用的将图像空间转为频域的方法。一幅尺寸为 $M \times N$ 的图像 $f(x,y)$ 的傅里叶变换 $F(u,v)$ 表示为

$$F(u,v) = \frac{1}{M \times N} \sum_{x=0}^{M-1} \sum_{y=0}^{N-1} f(x,y) e^{-2\pi j\left(\frac{ux}{M} + \frac{vy}{N}\right)} \tag{5.16}$$

式中:u,v 是频率参数。经过傅里叶变换,原本的空间域图像可以转换为频域图像,形成频谱图。

　　在图像转换到频域后,通常针对不同的任务使用不同的转移方法,通过改变频率的分布来改变原本图像中的信息。常见的转移方法通常是将频域与滤波器转移函数相乘。其中,在频域中经常使用的滤波器包括将高频部分去除的低通滤波器、将低频部分去除的高通滤波器、去除一定范围内频率的带阻滤波器和仅保留一部分频率范围的带通滤波器等。通过将滤波器与频谱相乘,可以改变原本的频率分布,达到强化图像的目的。如低通滤波器可以用来模糊、平滑图像,减少图像中的噪声;高通滤波器可以用来锐化图像,增强图像中的边缘细节等。常用的滤波器包括理想低通滤波

器、巴特沃斯低通滤波器、梯形低通滤波器、指数低通滤波器、理想高通滤波器、巴特沃斯高通滤波器和高频增强滤波器等。

在改变频率分布后，对傅里叶变换根据傅里叶逆变换公式做一个反向变换，就可以将频谱图转回空间域图像的形式。逆变换的公式可以表示为

$$f(x,y) = \sum_{x=0}^{M-1} \sum_{y=0}^{N-1} F(u,v) e^{2\pi j \left(\frac{ux}{M} + \frac{vy}{N} \right)} \tag{5.17}$$

5.2　医疗图像特征提取

医疗图像特征提取一直是医学图像模式识别中非常重要的一步，在自动医疗图像诊疗中占据着至关重要的地位。图像特征是指区分图像最基本的属性，通过该属性可以把不同类别的图像进行区分。特征提取就是把一类图像不同于另一类图像的关键属性（即特征）提取出来。

在人工智能尤其是深度学习方法应用在医学领域之前，医疗图像特征通常根据经验和医学先验知识手工设计。这些特征可以分为颜色（灰度）特征、形状特征、纹理特征等。而在深度学习出现后，深度学习中的卷积神经网络等技术带来的自动化特征提取逐渐彰显出了优势，为医疗图像中很多烦琐复杂、传统特征提取技术难以处理的任务带来了新的突破。

5.2.1　颜色（灰度）特征

颜色特征（或灰度特征）是描述像素点的颜色或灰度性质的一种特征。在彩色图像中，像素点表示三个颜色通道的值，所以在彩色图像中该类特征通常称为颜色特征；在灰度图像中，像素点以灰度表示，所以以像素点灰度为基础的特征通常称为灰度特征。由于颜色或灰度特征以像素点的值为基础表示，所以该类特征是对图像最简单、最直观的描述。常见的图像灰度特征常用灰度统计量来描述与图像灰度相关的属性，其中最典型的是 5.1.3 小节中的"2.直方图增强"中介绍的灰度直方图，这类方法通过统计不同级别的灰度在图像中出现的频率，来获取灰度在图像中的分布。在灰度直方图的基础上，常用均值、方差、倾斜度、峰值、能量和熵表示图像的平均灰度、灰度的离散情况、灰度分布的对称情况、灰度是否集中于均值和灰度的不均匀程度等属性。

在对整体图像的描述中，颜色特征或灰度特征通常考虑图像中颜色或灰度的分布规律、重复出现的形态结构等全局层面的信息，对图像中的所有像素做无差别的统一描述，通常用于图像分类、图像检索等任务中。而除了对整体图像特征的提取之外，颜色特征或灰度特征也常用在局部区域的特征提取中。局部区域的灰度或颜色特征提取通常更注重对图像中所表示内容的描述，用于在语义层面上进行分类、识别等。以肺结节的良恶性诊断为例，由于灰度在 CT 图像中可以反映密度信息，部分研究者在分割出肺结节的情况下，通过对肺结节区域分析灰度特征，来判断肺结节是良

性结节还是恶性结节。

5.2.2　形状特征

形状特征侧重于在整体图像中寻找突出的形状边缘或感兴趣区域,从而获取图像中主要物体或关注物体的位置、形状等在图像中的空间信息,因此在病灶区域检测、病灶边缘形态获取等方面有较多应用。

以边缘为目标的形状特征提取方法更倾向于整张图像上的特征提取,通过在图像中检测边缘的存在,来找到图像中更受关注的区域,因此在病灶检测等方面应用较广。这类方法通常以图像边缘的性质——灰度不连续性为前提。因为构成图像边缘的像素通常会有较为剧烈的灰度变化,形成一个灰度变化带,所以从直觉上讲,找到图像中灰度变化大的连续点,将相邻连续点连成线,就可以找出图像中的边缘了。在数学上,梯度是反映变化率的明确指标,而且计算梯度通常只需对像素的灰度计算微分即可。因此,在边缘点的提取中出现了很多与计算微分相关的方法。由于需要计算相邻像素间的梯度变化,所以滤波器也是在寻找边缘时非常常用的工具。其中,基于一阶微分的方法包括 Roberts 算子、Sobel 算子、Prewitt 算子和 Krisch 算子等。这些算法本质上是不同的滤波器算子,通过滤波操作计算相邻像素点的梯度,根据梯度的最大值或者一阶微分幅值最大的点来确定图像边缘。基于二阶微分的方法则以 Laplacian 算子为代表,这个算法同样使用滤波器,利用二阶微分的零点检测图像边缘。除求解微分之外,还存在 Canny 算子等利用信噪比计算边缘的方法。

而另一类形状特征提取方法则更倾向于局部的感兴趣区域,对分割或检测到的区域提取形状特征。这些形状特征通常包括圆度、紧凑度、径向距离、边界粗糙度等。以圆度为例,其用来计算感兴趣区域趋向于圆形的程度。设感兴趣区域的面积是 A,周长是 P,则定义圆度 C 为

$$C = \frac{4\pi A}{P^2} \tag{5.18}$$

因为在相同的面积下,圆的周长是最短的,所以圆的圆度为 1。而随着形状的凹凸变化越来越多,相同面积下的周长也会相应增加,导致圆度越来越小。因此,圆度是衡量病灶是否圆滑的重要特征。以肺结节检测为例,圆度可以近似地表现三维肺结节的球形程度,因此可以通过圆度区分肺结节和长条形状的血管等组织。而紧凑度、径向距离、边界粗糙度等特征则分别表示了形状的紧凑程度、形状边界的整体信息、边界的平滑程度等,在以传统手工特征为主的肺癌自动化筛查中曾被广泛用在区分肺结节和其他组织以及判断肺结节的良恶性任务中。

5.2.3　纹理特征

不同于灰度特征或颜色特征将像素值的统计分布作为特征,纹理特征将范围拓展到了图中的区域内,统计一定区域内的像素值分布和邻域关系。在纹理特征提取

中,最小的单位不再是像素值,而是一个个由规律的颜色或灰度构成的重复出现的图案样式,称为纹理基元。纹理特征提取对这些纹理基元进行统计,作为纹理特征。

在纹理特征提取方法中,最经典的方法叫作灰度共生矩阵。该方法使用某方向上重复出现的像素值构建共生矩阵,通过共生矩阵的特性描述图像的纹理。灰度共生矩阵能够捕捉到极其细微的结构差异,而且根据灰度共生矩阵的统计指标能够产生包括能量、对比度、相关性、熵等十余种纹理特征,非常适用于医疗图像中因为疾病引起的组织结构异常的检测,因此在医疗图像的纹理特征提取中占有一席之地。

另一类经典方法是通过傅里叶变换或小波变换将空间域转化为频域后进行处理的频谱法,在频域中能够得到空间域中不明显的纹理特征。比如经过傅里叶变换,集中在原点周围的频谱通常对应稀疏粗大的纹理;分布分散的频谱通常对应细密纹理;频谱中分布的方向通常对应纹理垂直等。除傅里叶变换以外,Gabor 小波变换是应用最广泛的基于频域的纹理特征提取方法。Gabor 小波的优势在于符合人类视觉神经感受机制、频域分辨率极佳、能够提取到图像不同尺度和方向的特征,因此在医疗图像的特征提取中备受好评。

其他的纹理特征提取方法还包括基于统计学方法的局部二值模式、基于几何学的棋盘法和结构法等。相比于灰度共生矩阵和频谱处理,这些方法在医疗图像中的稳定性和辨识度相对较差,因此在医疗图像的纹理特征提取中出现的频率逐渐变低。

5.2.4 深度学习中的特征提取

灰度特征、形状特征和纹理特征都是在医疗图像中被证实有效的特征提取方法。但是,医疗图像的形式多种多样,针对不同设备采集到的图像、不同的图像类型、不同的医学任务、千奇百怪的病灶区域,到底应该选择灰度特征、形状特征还是纹理特征?另外,灰度特征、形状特征和纹理特征,或者一些其他人工设计的特征,对于这些不同的任务到底够不够用?是否会有比这些特征更强大,超出简单空间域、频域甚至人类认知的特征,能够更有效地针对不同的医学任务区分不同类别的数据呢?

深度学习的出现为这些问题提供了完全不同的解决思路。就在对于手中的医学任务,研究者苦思冥想应该选用或者设计哪些手工特征,同时又不断使用不同特征或特征组合进行大量重复性的实验,最终提出用 A 特征组合 B 特征再组合 C 特征能够得到一个在训练数据中表现不错、在实际使用中有一点泛化能力的结果时,深度学习方法通过自动提取的图像特征,可能已经获取到远超这个水准的结果了,而这正是深度学习的优势所在。

首先,深度学习方法能够自动提取特征,这避免了相关医学研究者殚精竭虑地思考、设计特征的过程,也避免了用数十种特征和它们的组合进行反复实验的烦琐过程。相比于原本的人工特征设计模式,深度学习因为具备能够节省工作时间和人力成本的优势,受到了研究者的青睐。另外,深度学习提取到的特征通常更加深入和有效。

在之前的章节中介绍了不少空间域和频域的滤波器方法,这些滤波器通过让核在图像上滑动,提取不同的灰度特征、形状特征和纹理特征。而其中的核都是根据不同任务预先定义好的,如对图像进行平滑的均值滤波,提取图像边缘的 Sobel 算子、Gabor 算子等频域滤波器,都是通过对核中设计好的数字和图像进行运算后生成提取的特征。而以卷积神经网络为代表的深度学习方法,其每层的卷积运算(见第 3 章)都与滤波操作有异曲同工之妙(或者基本认为它们没有区别)。不同的是,在深度学习算法中,卷积核中的数字不是设计的,而是深度学习算法针对不同的任务,通过对一张张图片的学习,不断更改后调整出来的。相比于人工设计的各种滤波器,卷积核由于直接面向任务进行调整,里面的数字通常更适用于任务本身,也因此避免了大量烦琐的根据任务调整特征的过程。

上面的过程可以简单地理解成深度学习方法能够根据任务自动设计滤波器算子。其实这也没有太特殊,因为无论多么复杂的滤波器算子,也终究是对图像的低层次的简单表达,这些低层次的表达在图像上最终也是落实到颜色、形状、纹理或者相邻像素之间的其他关系上。但是,深度学习真正强大的地方并不在此,而是体现在"深度"上。如果说一层的卷积操作只能表达出形状、纹理等低层次特征,那么叠加一层会产生什么样的结果呢?叠加 10 层呢?甚至叠加到足够深,通过一层一层的卷积,会提取到什么样的特征呢?而更厉害的是,对于每一层的卷积,卷积核的内容都是根据任务内容不断调整生成的。多次直面任务设计的特征,究竟有没有效果?在这方面,已经有很多研究者做过了相关的实验。通过对卷积神经网络中不同卷积层的核进行可视化,研究者发现,低层次的核确实只能提取出一些浅层的纹理特征,而层次越深的核,语义表达能力越高级。以往任何一种滤波器算子或其他特征提取方法都很难针对不同的任务提取到这么清晰、层次这么高的图像特征,有些卷积核内所表示的特征甚至逼近于人脑对于某类事物产生的"印象"。

深度学习的自动特征提取在医疗领域具有巨大优势。相比于传统的人工设计过程,深度学习简单可操作,而且已经在很多医学任务中取得了不比医生差的结果。甚至在某些任务中,智能化诊断的结果已经超过了医生,肺结节检测就是其中之一。当然,自动提取的特征并不是越深越好,单纯叠加深度通常会导致过拟合问题和在卷积神经网络的发展中受到广泛关注的"退化问题"。因此,到底特征应该有多深?卷积神经网络该如何设计?自动提取的特征能否完全取代人工特征?这就是研究者在享受到深度学习方法所带来的生产力解放后,再次面临的"甜蜜的"烦恼。

5.3　肺结节检测

在人工肺癌筛查中,从 CT 影像中做肺癌的早期筛查是目前最常用的影像学手段。在这个过程中,医生需要从 CT 影像中找到肺癌的早期病灶,即肺结节。但是,使用 CT 诊断早期肺癌的方法一直存在争议,主要问题集中在放射科医生的诊断结果中假阳性结节多、漏检率高以及诊断效率低上。其原因在于,对于医生而言,发现并诊断肺结节的良恶性并非易事。由于肺结节在形态上较为多变,无论在密度、大小、形状或是位置上都难以找到匹配的模板,且胸部 CT 图像背景复杂,在肺结节中掺杂着大量的血管、气管等组织器官,难以分辨,因此人工检测难度大。据文献资料,仅靠视觉在断层图像中寻找肺结节对放射科医生来说是一项非常难的工作,对肺结节的漏检率达到 30%。因此,肺结节检测对计算机辅助诊断提出了进一步要求,要求计算机能够辅助医生对病症区域进行准确的定位、检测和分析,提高诊断的准确性和科学性。

目前,肺结节检测任务已经得到研究者的广泛关注。肺结节检测通常包括两个步骤:可疑结节检测和筛除假阳性结节。可疑结节检测是在 CT 图像中寻找疑似肺结节的区域。但是在可疑结节检测中,因为肺结节的形态学特征与其他组织难以区分,所以虽然检测方法能够提出很多肺结节区域,但是真的肺结节区域相对较少,而假的肺结节区域比较多。针对这种假阳性样本比较多的情况,研究者通常在可疑结节检测后再添加一个筛除假阳性结节的步骤,来区分算法提出的真正的肺结节区域和其他的易混淆区域。

传统的方法在可疑结节检测方面,通常依靠诸如结节密度、形状和纹理等人工设计的特征。如通过结节的形状检测出可疑的肺结节;结合结节密度和结节形状特征,分别采用阈值分割与区域生长方法来检测结节;利用肺结节的形状特征通过图分割方法检测结节;根据肺结节的形状特征,使用模板匹配方法对 CT 图像中的肺结节区域进行匹配。

在筛除假阳性结节方面,研究者用到了 K 近邻、随机森林、支持向量机等机器学习分类算法。如部分研究者使用一种基于 K 近邻算法(KNN)的肺结节辅助检测系统,以消除假阳性样本;还有部分研究者使用随机森林技术或一种新的支持向量机,并在方法中结合欠采样和过采样来增强学习效果。然而,人工设计的特征限制了这些方法的表现,随着医疗数据的增多,越来越难以满足现实生活中要求高灵敏度和低假阳性率的检测任务需求。

随着人工智能技术的发展,深度学习方法在医疗领域做出了巨大贡献。关于肺结节检测的研究主要集中在如何使用卷积神经网络来自动提取特征。2016 年,多视图卷积神经网络被应用于筛除假阳性结节。2017 年,有研究者提出使用 Faster RCNN 算法检测结节,使用 3D - CNN 筛除假阳性结节的方法。同年,通过一系列实验,证明卷积神经网络在肺结节检测中的表现优于大规模人工神经网络。而随着卷积神经网络的发展,有研究者开发了用于筛除假阳性结节的模型——三维残差卷积神经网络,获得了很高的灵敏度。

商业方面,2017 年阿里云 iDST 视觉计算团队凭借 89.7% 的平均召回率夺得肺结节检测大赛 LUNA16 的世界冠军。与常用的两阶段检测方法不同,阿里云创新性地使用了单阶段方法,采用多通道、异构三维卷积融合算法,有效地利用多异构模型的互补性来处理和检测在不同形态上的肺结节 CT 序列,提高了对不同尺度肺结节的敏感性,同时使用了带有反卷积结构的网络和多任务学习的训练策略,提高了检测的准确度。

5.4　肺结节良恶性诊断

临床上,医生在 CT 影像中筛查肺结节时,通常也会对肺结节的良恶性进行诊断。医生诊断肺结节良恶性通常根据大小、形状、边缘、密度等肺结节的影像特征以及患者的吸烟史、家族肿瘤史等相关临床信息。为了帮助医生诊断肺结节的良恶性,医学上提出了若干肺结节良恶性诊断模型,包括 Mayo 模型、Curney 模型、McWilliams 模型等。以 Mayo 模型为例,肺结节的恶性概率表示为

$$P = \frac{e^x}{1 + e^x} \tag{5.19}$$

式中:x 可由下面的公式得到:

$$\begin{aligned} x = &-6.827\ 2 + (0.039\ 1 \times age) + (0.791\ 7 \times smoke) + \\ &(1.338\ 8 \times cancer) + (0.127\ 4 \times diameter) + \\ &(1.040\ 7 \times speculation) + (0.783\ 8 \times location) \end{aligned} \tag{5.20}$$

式中:age 为患者当前的年龄;smoke 为患者是否吸烟的标记;cancer 标记患者是否在五年前有其他已确诊的癌症史;diameter 为当前结节的直径(单位为毫米);speculation 为结节边缘是否有尖刺的标记;location 为结节位置的标记,如果结节长在上肺叶,则标记为 1,否则为 0。

然而,人工对 CT 图像的诊断极大程度上依靠放射科医生的经验,导致主观性强,诊断率难以确定。另外,CT 和高分辨率 CT 技术存在辐射风险;而正电子发射计算机断层显像 CT 技术尽管具有更高的特异性,但是敏感性较低,且受到肺部呼吸运动的影响。在计算机辅助的肺结节良恶性诊断方面,目前在学界和业界都有一定的相关研究。

在深度学习之前,很多研究者根据肺结节的形态学特征来诊断良恶性。如根据肺结节密度、形状等特征来诊断肺结节的良恶性;通过肺结节的表面特征来诊断良恶性;对肺结节提取体积、表面积、周长、最大直径、HU 值和灰度直方图等多种特征用于肺结节良恶性的预测中。

自深度学习以来,研究者的目光逐渐转向自动的肺结节特征提取方法。研究者通过将利用深度信念网络和卷积神经网络构建的肺结节良恶性诊断模型与传统方法进行对比,证明深度学习在肺结节诊断中比传统方法更有效。再如,使用自动编码器(SAE)来提取肺部 CT 图像特征用于良恶性诊断,在 LIDC 数据集上获得了75.01%的分类精度和 83.35%的灵敏度。

随着卷积神经网络在图像中的应用越来越普及,一些研究者根据肺结节在尺

寸和形状上的不同变化，设计了不同类型的卷积神经网络。例如多尺度 CNN（MCNN）方法，该方法利用不同尺寸的肺结节图片来自动学习不同尺寸的良性和恶性肺结节间的特征差别，在 LIDC 数据集上的准确率达到了 86.84%。对于由 MCNN 扩展而来的 MCCNN 方法，准确率更是高达 87.14%。此外，一些用于肺结节良恶性分类的多级卷积神经网络，在没有手工预处理的前提下也达到了 84.81% 的准确率。

在深度学习提取的深层特征的基础上，还有许多方法将深层特征与传统肺结节形态学特征结合起来，用于诊断肺结节的良恶性。如使用 SDAE 提取的深层特征和 76 种原始手工设计的图像特征，通过 SVM 对结节的良恶性进行分类，取得了不错的结果。类似地，在肺结节良恶性分类时融合肺结节纹理、形状特征和深层特征，也可以收到优异的效果。

在肺结节良恶性诊断中，CT 图像本身存在的三维性质是不可忽视的信息。因此，基于三维特征的特征提取也受到了研究者的广泛关注。随着基于三维卷积神经网络的肺结节特征提取方法被提出，在肺结节良恶性诊断中将自动特征提取从二维视角引向了三维。

5.5 三维重建与可视化

医疗图像是使用采样设备对人体器官进行数字化后得到的计算机影像。这些影像能够清晰地向医务工作者描述人体内部的情况。但是，采样后通常得到的是断层图像序列，即 CT 图像、MRI 图像等二维切片图像，在三维层面上通常没有办法直接进行直观展示。为了对三维的组织结构进行整体上的了解与把握，研究者提出了三维重建技术，将采样后的数据通过插值等方法恢复数据的三维结构。

三维重建技术是可视化的一个重要研究方向，这项技术不仅能够使医生获得病灶区域直观准确的信息，提高医务人员的诊断水平，而且在教学培训、医学研究和外科手术等工作中也能够起到充分的辅助作用，因此其成为近年来研究的热点。针对三维重建技术，目前已经有很多种方法，主要包括面绘制技术和体绘制技术两类。

5.5.1 面绘制技术

面绘制技术是一种对物体表面的轮廓进行拟合的三维重建方法。这类方法首先把物体的表面轮廓提取出来，然后在轮廓上的每一个点上贴几何面片，由面片拼成一个物体的表面并进行明暗效果的处理。由于面绘制技术要绘制，并不关注要绘制物体内部的细节，只是需要处理轮廓，而且面片生成还可以使用硬件进行加速，所以这类算法渲染速度快、消耗小，适用于轮廓特征明显的皮肤、骨骼等组织。

面绘制技术中有多种不同的算法，比较典型的包括表面轮廓法、移动立方体法、划分立方体法等。下面将介绍这几类经典的面绘制技术。

（1）表面轮廓法

表面轮廓法是面绘制技术中最早也是最经典的方法。该方法对于图像序列中的每一个切片都提取出感兴趣区域的轮廓,然后在轮廓上采样形成采样点,以这些采样点为顶点,在切片间生成多边形(一般为三角形)。这些多边形就形成了物体表面的面片。理论上,当采样点足够密集时,多边形越小,重建的表面分辨率就越高。但是,基于轮廓的方法精度相对较低,而且切片间形成的多边形所构成的面也不一定准确,因此这类方法通常适用于精度要求低、切片间等值面变化小的任务。

（2）移动立方体法

移动立方体法通过提取等值面的方式进行三维重建。该方法利用了一个性质,即物体的表面通常是一个等值面,等值面的灰度值称为阈值。在等值面内部的灰度值通常大于(或小于)等值面上的灰度值,等值面外部的灰度值则相反。因此,通过等值面可以将物体和背景区分开,得到物体的轮廓。移动立方体提取等值面的方式比较特殊,它将相邻两个切片上两个相同位置的正方形连接起来,形成一个称作"体元"的立方体。在设定好阈值的情况下,因为等值面内外部是不均匀的,即灰度值分别大于或小于阈值,所以对于体元这个立方体的 12 条边,如果一条边上两个顶点的灰度值分别大于和小于阈值,那么就认为这个边上有一个等值面上的点。由于等值面又表示物体的表面或边缘,所以该点也被称为边缘点。根据这条性质,立方体的 12 条边上可能存在若干个边缘点,3 个边缘点连接形成的三角形就可以认为是三角面片,用来构成物体表面。移动立方体法重建的三维图像比较清晰,而且可以使用硬件加速,所以在医学上使用较为广泛,经常用来重建肺等器官组织。

（3）划分立方体法

划分立方体法是对移动立方体法的一个改进。随着设备采样率的提升,切片间的间隔越来越小,导致移动立方体法的体元也越来越小,有时在体元上生成的三角面片甚至小到屏幕像素都无法显示的程度。不同于移动立方体法在体元的边上寻找等值面,划分立方体法通过判断体元上的 8 个点是否有一部分大于阈值,另一部分小于阈值,来区分体元上是否有等值面经过。划分立方体法会把有等值面经过的体元投影到切片图像上,如果投影后的面积大于一个像素点,那么这个体元就会被分割成若干个更小的立方体,使分割后的立方体在切片图像上的投影刚好是一个像素点。这些小立方体被称为子体元,每个子体元都是一个表面点。通过这些子体元,就可以得到等值面,从而得到物体表面。也就是说,划分立方体法不再是以面片表示物体表面,而是以很多的小立方体作为点直接近似出物体表面,因此在存储和计算上都有一定的优势。

5.5.2　体绘制技术

相比于面绘制技术,体绘制技术对物体的表达就更加丰富了。它不仅能够刻画出物体的表面,而且能够直接根据体数据生成三维物体的全貌。但是这类方法相比于面绘制技术,计算量较大,重建速度较慢。

不同于面绘制技术的构建面片或点云,体绘制技术需要通过医学图像对物体进行三维建模,实现从数据到三维空间的转换,再把三维建模的物体投射到屏幕上,实现三维空间到屏幕空间的转换。在数据到三维空间的转换中,涉及体数据生成和光学特性设置两个步骤。其中,体数据生成是指将 CT、MRI 等断层图像加载进计算机后,通过图像增强、图像插值、图像分割等方式,将断层图像重组为三维体数据。由于这一步中二维数据变成了三维数据,所以通常在体绘制技术中分别以数据坐标系和世界坐标系来区分这两种不同的视图。三维空间到屏幕空间的转换则主要根据转换后的三维建模物体的灰度、亮度和透明度来计算颜色,经过渲染后投射到屏幕上。为了将三维体数据绘制在屏幕上,在体绘制方法中又引入了屏幕坐标系,通过从世界坐标系到屏幕坐标系的转换,使用户在屏幕上能够从多个角度观察物体。

除视图之外,由于重组的三维体数据通常是以灰度值表示的,而三维表示通常需要彩色、透明度、辐射度等光学模型参数,才能对不同纹理和不同前后位置的结构加以区分,因此通常还要对三维体数据设置光学模型参数。

在设置完光学模型参数后,体绘制技术根据三维模型的灰度值、亮度和透明度等参数,通过不同的体绘制方法计算颜色,累加像素。这里用来计算颜色的体绘制方法通常包括两类:一类方法是按图像顺序,在屏幕上的每一个像素点上,以视线为方向投射出一条射线,通过在射线上进行等距离采样,计算采样点上物体的颜色和透明度,最后对这条射线上所有点的颜色和透明度进行累计合成,计算出该像素点在屏幕空间内表现的颜色。其中,光线投射法是这类方法中最经典的一个。另一类方法是按物体顺序,首先计算出物体本身的颜色和透明度,通过屏幕空间的观察角度,将三维物体模型上的每个点投影到屏幕上,投影重合的点的颜色则会进行累加,最后输出在屏幕上的投影上。这类方法包括足迹法、纹理映射法等。

经过上述步骤后,图像就可以显示在屏幕上了。

5.6 小 结

本章开始探讨肺癌智能诊断算法流程,以肺癌的早期筛查为主,通过人工智能方法训练计算机从医疗图像中自动学习如何检测和诊断肺癌的早期病灶——肺结节。主要步骤包括数据预处理、医疗图像特征提取、肺结节检测、肺结节良恶性诊断、肺结节三维重建与可视化几个方面。

数据预处理是指对计算机难以理解的数据或部分有误的数据进行清洗、转换、描述、增强等操作,使数据可以被更恰当地应用在人工智能算法中。这一部分针对数据缺失、数据噪声、数据不一致等诸多问题分别介绍了解决方案,包括数据清洗、数据转换等。针对医疗图像这类特殊数据,可以采用灰度变换、直方图增强、滤波等方式提高图像质量,充分暴露需要关注的特征。

特征提取是指寻找可以区分数据的最基本的属性,通过该属性可以把不同类别的数据进行区分。以医疗图像为例,其特征涵盖了颜色特征、形状特征、纹理特征以及难以人工定义的高级别特征。在深度学习之前,医疗图像特征通常为根据经验和先验知识手工设计的特征,而神经网络的来临赋予了网络结构自动提取特征的能力。

肺结节检测和肺结节良恶性诊断任务已经得到了研究者的广泛关注,具体需求是计算机能够辅助医生对病症区域进行准确的定位、检测和分析,提高诊断的准确性和科学性。肺结节检测主要依靠 CT 图像,难点在于筛除假阳性检测结果,而肺结节良恶性诊断则可以广泛利用患者的相关医疗数据做出综合诊断。

最后,为了能够清晰地向医务工作者展示肺部真实情况,可以应用三维重建技术和可视化方法,通过患者 CT 图像和检测得到的结果对三维组织结构进行全面展示,获得病灶区域直观准确的信息,这将在教学培训、医学研究和外科手术等工作中提供充分的辅助作用。

第 **6** 章

肺癌数据预处理与特征提取

6.1 数据预处理

数据预处理是各种人工智能方法的第一步,也是必不可少的一步。人工智能的核心在于数据支持,数据的优劣直接决定了人工智能产生的最终效果,而数据预处理就是改善数据质量、提升算法表现的重要一步。本节将从数据预处理开始,以 LIDC-IDRI 数据集为例,操作人工智能辅助的肺癌诊断流程。

6.1.1 图像预处理

在开始设计方法之前,首先要看一看数据是什么样的。通常获取的医学图像都是 DICOM 格式,这里以 LIDC-IDRI 数据集为例,该数据集一共收集了 1 018 份数据,每份数据都包含从 000001. dcm 开始的几百个 DICOM 文件。医生借助 PACS 系统可以直接看到这些 DICOM 文件中的图像,而没有 PACS 系统的我们,则需要先对 DICOM 文件进行解析。

DICOM 数据是由图像像素、患者信息和图像信息等元数据组成的数据。在 LIDC-IDRI 数据集中,一张 CT 图像包括 512×512 个像素,因为每个像素都由 2 个字节表示,所以每张图像约为 512 KB。图像中的像素值是整数,通常被称为 CT 值或 HU 值。

DICOM 中的元数据包括的内容很多,可以分成患者、检查、序列和图像四类,分别表示患者的信息、患者该次检查的信息、该次检查中图像序列的信息和序列中每张图像的信息(见第 3 章)。在肺癌诊断中,常用的元数据标签如表 6-1 所列。

表 6-1 DICOM 元数据标签示例

分 类	Key	描 述
Patient Tag	Patient ID	患者 ID
Study Tag	Study ID	检查 ID
	Study Instance UID	检查实例号:唯一标记不同检查的号码
	Body Part Examiend	检查的部位

续表 6-1

分　类	Key	描　述
Series Tag	Series Number	序列号:识别不同检查的号码
	Series Instance UID	序列实例号:唯一标记不同序列的号码
	Modality	检查模态(MRI/CT/CR/DR)
	Image Position (Patient)	图像位置:图像的左上角在空间坐标系中的 x,y,z 值,单位是 mm。如果在检查中,则指该序列第一张图像左上角的坐标
	Slice Location	实际的相对位置,单位为 mm。与 Position 中的 z 坐标相同
Image Tag	SOP Instance UID	SOP 实例 UID,可以用于区分图片。每一个 SOP 都对应一个描述性的名字和一个 DICOM UID,可以告诉我们一个 DICOM 应用都提供了哪些服务
	Image/Instance Number	图像码:辨识图像的号码
	Photometric Interpretation	光度计的解释。用 MONOCHROME1、MONOCHROME2 和 RGB 等枚举值来判断图像是否是彩色的,如 MONOCHROME1/2 是灰度图,RGB 是真彩色图。此外,部分 CT 图像中还有其他的枚举值,用来表示其他颜色类型
	Rows	行分辨率
	Columns	列分辨率

　　想要解析这些 DICOM 文件,一方面需要获得每个 DICOM 文件中包含的图像,另一方面需要获得重要的元数据信息。幸运的是,已有研究者在 Python 中发明了相关的解析工具——Pydicom,其是一个专门用来处理 DICOM 文件的 Python 包。该包能够让用户用简单的 Python 语句检查和修改 DICOM 中的数据。通过 Pydicom,加载图像数据、解析 DICOM 文件中的元数据将变得非常简单。读者可通过网址 https://pydicom.gitHub.io/pydicom/stable/old/pydicom_user_guide.html 查看 Pydicom 的官方文档,以便学习 DICOM 文件的加载与解析。下面以 DICOM 文件加载、解析后的图像处理流程为例,来了解对医学图像的预处理过程。

1. 图像直方图

　　在读取 DICOM 文件后可以输出一张 CT 图像,如图 6-1 所示。

　　直方图是对一个图像的最直观展示,不妨输出图 6-1 所示图片的直方图进行观察,见图 6-2。

　　图 6-2 中表现出一个非常异常的情况:集中在 $-1\,000$ 左右的值太多了。而且在 $[-1\,000,0]$ 区间上出现了明显的断层,这显然不符合 HU 值的规律,因此断定

CT 图像中的像素值并不表示 HU 值。事实也确实如此,CT 图像扫描后,存储下来的结果通常将 HU 值转换为灰度值。为了能够以更准确的 HU 指标表示图片,需要将灰度值逆转换成 HU 值。从像素中的灰度值到 HU 值通常需要根据 Slope 和 Intercept 进行转换。这两个值是由扫描时的设备决定的,而且被写入 DICOM 文件的元数据中,以"Rescale Slope"和"Rescale Intercept"两个标签表示。从灰度值到 HU 值的转换公式如下:

$$HU = pixel \times slope + intercept \tag{6.1}$$

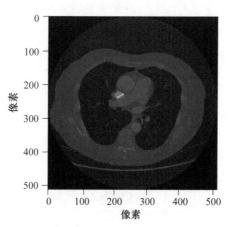

图 6 - 1　一张肺部的 CT 图像

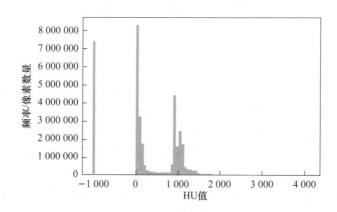

图 6 - 2　CT 图像的直方图

那么,聚集在 -1 000 的异常像素是什么呢? 实际上,在 CT 中,因为扫描设备是圆形的,而图像是方形的,所以在圆形的扫描边界外通常用一个足够小的值来填充。在 HU 值上,这个数通常是 -2 000 或 -2 048。在经过 HU 值到灰度值的转换后,该数值就变成了 -1 000 左右的填充值。不妨将这个填充值统一当作空气(灰度值为 0,HU 值为 -1 024),这样,将异常值处理完并将灰度值转换为 HU 值后,就可以再次输出如图 6-3 所示的图片和如图 6-4 所示的直方图查看效果了。

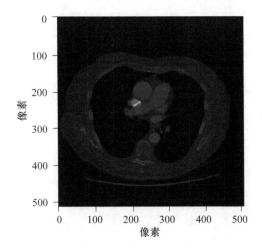

图 6-3　经过异常值处理后的 CT 图像

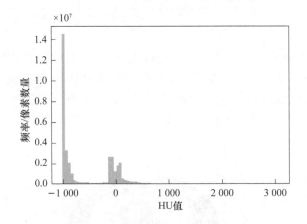

图 6-4　经过异常值处理后的直方图

2. 肺实质分割

对于人工智能算法,无论是肺结节检测还是良恶性诊断,其实都不需要关注肺部以外的部位。换言之,除了可能包含结节的肺实质以外,其他部位对算法而言都是无关紧要的噪声。因此,在图像预处理中,可以先把肺实质部分分割出来。

从图 6-3 中可以很明显地看出,肺内和肺外区域的颜色比较暗,而肺壁和其他部位的颜色比较亮,输出这些部位的值,可以观察到明亮区域的 HU 值非常高,而低亮度区域的 HU 值则很低,甚至在负数范围内。图 6-4 所示的直方图也表现出这个趋势,因此通过直方图也可以对肺实质和其他区域进行区分。表 6-2 所列为人体器官的 HU 值。

表6-2　人体器官的 HU 值

组织名称	HU 值
空气(air)	−1 000
肺(lung)	−500
脂肪(fat)	−100～−50
水(water)	0
脑脊液(CSF)	15
肾(kidney)	30
血液(blood)	30～45
肌肉(muscle)	10～40
灰质(grey matter)	37～45
白质(white matter)	20～30
肝(liver)	40～60
软组织(soft tissue)	100～300
骨(bone)	700(松质骨)～3 000(皮质骨)

根据表6-2和图6-4中的分布,可以设定一个 HU 值,把肺实质区域提取出来。实验表明,−320是一个很合适的阈值。根据该阈值,将小于该阈值的区域设置为1,大于该阈值的区域设置为0,则可以得到一张二值图像(见图6-5):1 对应的区域是肺实质和边缘的区域,0 对应的区域是其他的无关区域。

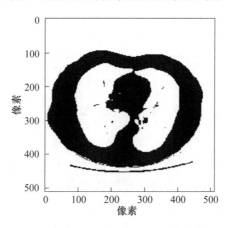

图6-5　阈值分割掩膜

在图6-5中,肺壁等其他不需要关注的组织已经被涂成了黑色,而剩下的部位中,不仅包含肺实质,还包含肺外的背景区域。另外,肺实质内还包含一些被涂成黑色的血管等组织,而我们需要关注这些组织,所以要把这些区域再转换成白色;肺实质外还有一些白点是我们不关注的内容,也需要把它们转换成黑色。

Scikit-image 是一个常用的 Python 图像处理包,其提供了非常强大的图像处理功能。在 Scikit-image 的 segmentation 包中,提供了对二值图像去除边界 1 值的 clear_border 函数,可以直接用于去除上述图像中的背景区域。对于图像中的黑色孔洞和白色孔洞,图像处理中的开运算和闭运算则是非常好的去除手段,开运算和闭运算在 Scikit-image 中对应的函数分别为 scikit-image. morphology. opening 和 scikit-image. morphology. closing。经过消除背景区域、使用开运算和闭运算填充孔洞后,得到的二值图像如图 6-6 所示。

最后,把图 6-6 所示的二值图像与原本的图像进行按位"与"操作,就可以得到一个分割后的肺实质图像了,如图 6-7 所示。

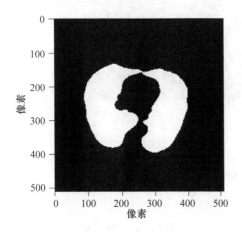

图 6-6 经过孔洞填充后的分割掩膜

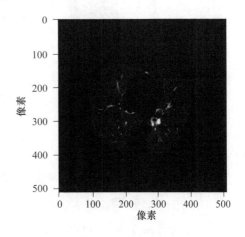

图 6-7 分割结果

3. 重采样

CT 图像来源于不同的设备,而不同设备间的扫描间隔通常不一致。这种不一致是一种三维空间层面的不一致:倘若为一组 CT 图像建立一个三维坐标空间,那么来自不同设备的 CT 图像的坐标轴之间的单位长度可能是不同的。例如,有些设备采样后,CT 切片间距是 2.5 mm,CT 切片中像素间距为 0.5 mm、0.5 mm,而有些设备采样后的图像间距分别为 1.5 mm、0.725 mm、0.725 mm,这种不一致会导致图像在分辨率和尺寸等方面的不同,从而影响肺癌诊断算法的运行结果。

如何消除这种间距上的不一致呢?重采样是一种行之有效的方法。重采样通过把数据重新采样到相同的分辨率,如 1 mm、1 mm、1 mm 的间距,来消除不同分辨率给算法带来的影响。原始图像的像素间距和切片间距可以直接在 DICOM 元数据中的 pixel_spacing 字段和 slice_thickness 字段得到,因此只需要根据像素间距和切片间距计算三个坐标轴的缩放因子,然后根据图像插值就能够将图像映射到特定的间距了。

统一间距不仅对肺癌诊断算法有明显的效果,而且对肺部病灶区域的可视化也有重大影响。由于通常像素间距和切片间距相差较大,导致从俯视图外其他方向观看 CT 图像时会有一定变形。因此在可视化方面,通常也需要使像素和切片间的间距统一。图 6-8 所示为切片间距为 2.5 mm、0.703 mm、0.703 mm 的 CT 图像经过重采样后,间距变为 1 mm、1 mm、1 mm 的 CT 图像。

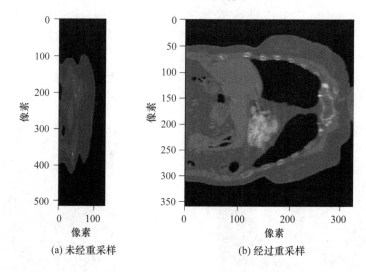

(a) 未经重采样　　　　　　　　　(b) 经过重采样

图 6-8　未经重采样与经过重采样的 CT 图像

4. 归一化处理

为了使算法能够快速收敛,提升人工智能算法的训练效率,在预处理的最后一步对图像数据进行线性归一化处理(见第 5 章)。图像数据的线性归一化与数值数据线性归一化的处理方法一致,其公式表示为

$$y = \frac{x - \min}{\max - \min} \tag{6.2}$$

式中:x 为某个点的像素值;$\min$ 为图像中的最小像素值;$\max$ 为图像中的最大像素值。经过归一化处理,原本处于 $-1\,024 \sim 2\,000$ 附近的像素值被映射到 $[0,1]$ 区间上。

6.1.2　数值数据预处理

医生诊断肺癌时,除了阅览医学影像之外,通常还需要结合患者的其他临床信息,这些信息包括患者的年龄、性别、吸烟史、家族内是否有癌症史等,而医学上诊断肺结节良恶性的 Mayo 模型等经验公式则以数值的形式将这些因素的致癌性进行了量化。以此为启发,在肺癌的智能诊断中,有研究者将这些信息纳入了智能肺癌诊断中。

1. 编 码

无论是年龄、性别还是吸烟史,对于计算机或者人工智能算法,都可以用数值的形式表示。如表6-3所列,性别、是否有吸烟史、家族内是否有癌症史这种类别信息可以通过编码的形式转化为0、1等数字,年龄可以用离散数值表示,肺结节直径、肺结节周长这类信息则可以用连续数值表示。

表6-3 临床数据编码

信 息	数据类型	编码后结构
性别	类别	0,1
是否有吸烟史	类别	0,1
家族内是否有癌症史	类别	0,1
年龄	离散数值	离散数值
肺结节直径	连续数值	连续数值
肺结节周长	连续数值	连续数值

2. 数据清洗

采集到的肺癌诊断数据中经常会存在脏数据。常见的脏数据包括:重复的患者数据、患者数据中某字段为空值、患者数据中某字段有明显的逻辑错误、两份患者数据出现数值冲突等。对于这种数据,可以采取手工填充或直接删除患者数据的方法进行数据清洗。

3. 数值归一化

在编码步骤中,把性别、是否有吸烟史、家族内是否有癌症史等类别信息表示成了数字。这些数字的范围通常在{0,1}范围内,即使是多类别的标签,在one-hot编码后也能够使特征保持在{0,1}范围内。而其他的特征,如年龄则通常在[0,100]区间上,肺结节直径则通常在3~30之间。由于量纲不一致,经常会产生人工智能算法收敛慢、训练不稳定等问题。因此,在数据预处理中,建议对离散和连续数值类型的数据进行线性归一化处理。

6.2 图像特征提取

6.2.1 肺结节的病理表征

肺结节具有一定的病理表征。在结节初期,结节的恶化不受外界抑制,一般呈现圆形。结节慢慢变大后会逐渐受到支气管和血管等组织的压迫,形状从圆形变得不规则,出现小的分叶征。如果任由结节继续变大,阻挡支气管或者血管并入侵胸膜,则结节会显示出毛刺和深分叶等不规则形状。关于肺结节的病理表征,医学工作者已经从形状、结节密度和空间位置等方面进行了总结。

在形状方面,结节通常可以表现出肿块征、分叶征、毛刺征、棘状突起、空洞征等。肿块征指结节随着皮样细胞的堆积,在形态上趋于圆形或类圆形的一类表征。分叶征是因为结节在各个方向上生长速率不一或受到周围组织阻挡,而在表面形成弧形凹凸状的形状,通常可以分为深分叶和浅分叶。分叶征在肺结节良恶性诊断中是一个重要特征。毛刺征表现为自结节边缘向周围伸展的放射状细短线条影,近结节端略粗,这种表现通常出现于肿瘤细胞向邻近支气管血管鞘及局部淋巴管浸润等情况。棘状突起是介于分叶征和毛刺征之间的一种表征,表现为粗而钝的形态特征,也被称为一种特殊的分叶,通常出现在恶性肿瘤中。空洞征指结节内出现较大的透亮影,通常由于结节内有坏死、液化后,坏死物经过痰液排出体外,形成了空洞。空洞外的壁(空洞壁)一般小于 3 mm,越厚恶性程度越高。

在结节密度方面,一般良性肿瘤的结节密度相对均匀,而恶性肿瘤可能由于结节中出现坏死或气泡,导致结节密度不均匀。密度的一个重要病理表征是钙化。结节的钙化在图像上表现为一个高密度阴影,其中,中心、分层、爆米花形式且占比较小的钙化通常为良性结节,而针尖网状、不定形的钙化则通常为恶性结节。

在空间位置方面,一般靠近肺墙的结节比较容易与其他组织区分,而肺门位置则不易区分。结节的空间特征是肺结节诊断的一个重要特征,在 CT 图像的上下层切片中,结节通常会均匀变大或变小,而脉管和支气管因为呈网状分布,随切片移动,所以尺寸变化不均匀。

6.2.2　人工肺结节图像特征提取

参照以上病理表征,传统的人工智能方法通常从肺结节的灰度、形态和纹理方面入手提取图像特征。

1. 灰度特征提取

灰度特征能够直接反映图像中各组织密度的分布和特点。灰度特征的优势是计算容易,对图像平移、旋转、缩放不敏感。但是在 CT 图像中,灰度特征面临的噪声较大,而且在图像增强和图像分割中都会对灰度信息造成影响,导致灰度特征并不是一个可靠的特征,因此其一般不作为主要特征使用。

如第 5 章所述,灰度特征种类多样。在肺结节特征提取中,较常见的灰度特征有灰度方差和灰度直方图熵。灰度方差表示图像中各像素点灰度和灰度均值的偏离程度。通常恶性结节密度相对不均匀,灰度方差也较大。灰度方差的计算公式如下:

$$f = \sum_{i=1}^{M} \sum_{j=1}^{N} \left[I(i,j) - \text{mean} \right]^2 \tag{6.3}$$

式中:mean 表示图像灰度均值;I 表示图像的灰度值;M 和 N 表示图像的尺寸。

灰度直方图熵表示图像灰度值信息量的多少,能够反映图像的灰度分布,用于区分肺结节和其他组织。灰度直方图熵的计算与灰度直方图息息相关。设灰度直方图的 n 个灰度级中,第 k 个灰度级的数量为 $A(k)$,那么灰度直方图熵的计算公式如下:

$$f = \sum_{k=0}^{n} \frac{A(k)}{M \times N} \ln \frac{A(k)}{M \times N} \tag{6.4}$$

2. 形态特征提取

肺结节的形态学特征较为复杂,但是在良恶性鉴别方面却有极高的指导意义。在肺结节形态特征提取方面,圆度、紧凑度、径向距离和边界粗糙度等都是被实践证明有效的特征。

圆度衡量物体边界趋近圆形的程度。由于大多数结节是不规则的球体,使用圆度可以较有效地区分结节和长条状的血管、气管等组织。

紧凑度是内切圆半径与外接圆半径的比值。通过紧凑度可以在一定程度上表示出结节的分叶征和球形度。以分叶征来说,深分叶征的紧凑度较浅分叶征的紧凑度低,而深分叶征通常出现于恶性肺结节中,因此紧凑度在肺结节的良恶性鉴别中有一定应用。此外,由于紧凑度能反映结节的球形度,因此也可以用于结节和长条状组织的鉴别中。

径向距离表示边界上的各点到质心的距离。径向距离的均值和方差通常能够表示结节大小和轮廓的变化频率,称为径向均值和径向方差。这两个统计量能够有效表示结节的分叶征和毛刺征等病理表征。如径向方差越大,表示结节轮廓变化越频繁,结节是恶性的概率就越大;径向均值越大的结节,越不可能是假阳性结节。

边界粗糙度表示物体边界的粗糙程度。对肺结节而言,使用边界粗糙度来表征毛刺征等病理表征是一种行之有效的方法。而毛刺征通常能够表征肺结节的恶性程度,因此边界粗糙度在结节良恶性鉴别中较有效。计算边界粗糙度需要将结节边界划分成相等长度的连续小段,通过对每一段内像素间的径向距离的差值求平均,得到边界粗糙度。

3. 纹理特征提取

纹理特征能够反映 CT 图像中各组织的纹理信息,包括表面的粗糙程度、规则程度和均匀程度等,这些都是表征结节特征的重要信息。

最常用的纹理特征提取方法是灰度共生矩阵。基于灰度共生矩阵,可以提出能量、惯性矩、逆差矩、熵、惯量等纹理特征。能量特征能够表示图像灰度分布是否平滑、均匀。当图像中表示纹理较粗时,能量较大;当图像中表示纹理较细时,能量较小。惯性矩可以表示图像的清晰度,纹理越深,惯性矩越大。逆差矩反映了图像的平滑程度,越简单、越平滑的图像,逆差矩越大。熵反映了图像的信息量,如果没有纹理,那么熵是 0;反之,纹理越多,熵越大。根据《良恶性肺小结节 CT 图像基于灰度共生矩阵 10 种纹理特征研究》显示,能量值越大的肺小结节,CT 图像表示恶性结节的可能性越大;惯性矩越小的肺小结节越有可能是恶性结节;逆差矩越大的肺小结节越有可能是恶性结节；熵值越小的肺小结节越有可能是恶性结节。

6.2.3　卷积神经网络提取特征

深度学习方法，尤其是卷积神经网络，在图像方面为相关工作者带来了自动化、智能化特征提取的优势。卷积神经网络是目前在图像处理领域应用最广泛的深度学习方法之一，是属于人工神经网络中的一种特殊的网络结构。

人工神经网络是一种计算处理系统，其灵感主要来源于生物神经系统（如人脑）的运作方式。众所周知，生物神经系统是由百亿规模的神经元组成的。信号通过神经元不断地传递，使生物能够接受刺激，产生兴奋。典型的人工神经网络使用数学的方式简单模拟了这个结构。人工神经网络由多层大量的相互连接的神经元组成。每个神经元都包含一些参数，通过这些参数对传递的数据进行运算处理。这些神经元相互缠绕，共同学习，通过优化计算参数来达到最终的、合理的输出。图 6-9 所示为一个典型的三层人工神经网络。输入的数据或特征加载到输入层，输入层将输入分配给隐藏层。然后，隐藏层中的神经元对输入的数据通过参数进行计算，这一层计算的结果就是自动提取的特征，这些特征被送到输出层进行最后的计算。这是一个人工神经网络前向传播的过程，那么如何让这个网络学习呢？在人工神经网络中，最后的计算结果还会被用来与真实的结果进行比较，如果计算结果与真实结果偏离很大，那么就认为计算的结果带来的"损失"很大。人工神经网络会从输出层开始，反向传播这个损失，让神经元能够根据损失更新里面的参数。经过不断地前向传播和反向传播，人工神经网络中神经元学习到的参数就会越来越合理，输出的结果就会越来越准确。随着中间隐藏层的不断堆叠，形成的神经网络越来越深，网络能够提取的特征也就越来越深刻，这就构成了我们认知范围内的深度学习。

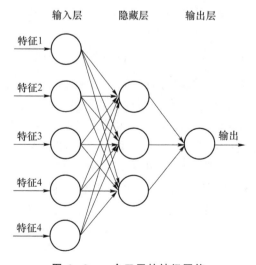

图 6-9　一个三层的神经网络

卷积神经网络是一种特殊的人工神经网络结构。如第 5 章中提到的,在图像处理中,滤波操作是一类用途广泛而强大的操作。研究者针对各类图像特征,设计了不同的滤波算子。通过使用这些滤波算子进行滤波操作,能够提取到图像颜色、纹理、形状等各种不同的特征。卷积神经网络与人工神经网络相比不同的是,它针对图像,把人工神经网络中的神经元结构改为了滤波器。卷积神经网络的每一个卷积层都有若干个滤波器,分别学习不同的滤波算子来提取不同的图像特征。而随着层数的不断叠加,卷积神经网络提取到的图像特征也越来越深。在卷积层外,一个卷积神经网络通常还包括用来加快训练、减少参数的池化层,对卷积层的结果进行非线性变换后进行分类和回归预测的全连接层等。

相比于人工设计的滤波器,卷积神经网络一方面能够利用人工神经网络特有的前向传播-反向传播模式,自动学习适用于不同任务的滤波器算子;而另一方面,随着网络的不断加深,卷积神经网络在滤波之上不断叠加滤波,使得卷积神经网络提取到的特征越来越深层、越来越具有代表性。

在 CT 图像和肺结节的特征提取方面,常用到的卷积神经网络包括以下几个经典网络:

(1) AlexNet

AlexNet 是由 Alex Krizhevsky 等人在多伦多大学的 Geoff Hinton 实验室中提出的,并且获得了 2012 年 ImageNet LSVRC 图像分类比赛的冠军。它首次证明了卷积神经网络在深度模型下的有效性和可行性,这在深度学习和图像处理领域具有里程碑式的意义。其网络结构如图 6-10 所示。

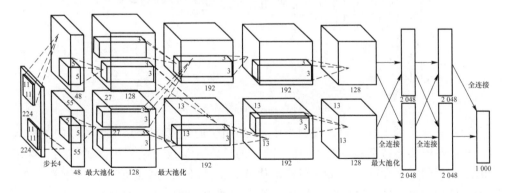

图 6-10 AlexNet 的网络结构

AlexNet 的网络结构是 8 层的卷积神经网络,分别为 5 层卷积层和 3 层全连接层。AlexNet 主要有以下特点:

① 使用 ReLU 激活函数。在此之前的神经网络中普遍使用的是 Sigmoid 或者 tanh 等非线性函数作为激活函数。以上两种激活函数在输入数值过大或者过小时,其导数或梯度会趋近于零,这样在反向传播更新网络参数时,网络稍微深一些就容易

出现梯度消失的问题,导致网络比较难学习。ReLU 函数能够有效解决上述问题,优化网络训练过程。

② 局部归一化(Local Response Normalization,LRN)。AlexNet 借鉴了神经生物学中的"侧抑制"(lateral inhibition)概念,即激活的神经元,提出了 LRN。LRN 利用邻居神经元的数据做归一化操作,防止 ReLU 激活函数的输出无上界,以提高深度学习模型的泛化能力。

(2) VGGNet

VGGNet 是牛津大学计算机视觉组(Visual Geometry Group,VGG)和 Google DeepMind 公司在 2014 年共同提出的一种深度卷积网络,并在 2014 年的 ImageNet ILSVRC 比赛中分别获得了定位项目和分类项目的第一名和第二名。VGGNet 对卷积神经网络中层数和卷积核的大小进行了研究,通过堆叠多个尺寸为 3×3 的卷积核来增加空间感受野,利用尺寸为 1×1 的卷积核来降维以及增加网络的非线性,VGGNet 最终成功构造了深度可达 16 层以上的卷积神经网络。VGGNet 的网络结构如图 6-11 所示。

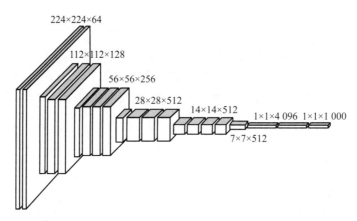

图 6-11　VGGNet 的网络结构

VGGNet 论证了在卷积神经网络中,增加网络的深度以及使用小尺寸的卷积核可以提高对图像的特征提取能力,这对网络的最终分类效果起到很大的作用。网络中通过使用固定尺寸的多个小卷积核来代替一个大卷积核以表示相同的感知效果,减少网络的参数并增强网络非线性特征的提取能力。事实上,两层尺寸为 3×3 的卷积核所覆盖的感受野等同于一层尺寸为 5×5 的卷积核所覆盖的感受野,而后者比前者有更多的参数需要训练。此外,VGGNet 还得出了以下结论:AlexNet 网络中局部响应归一化的作用并没有很明显;多尺度数据增强可以进一步提高模型的优化上限;利用尺度抖动(scale jittering)数据增强方式能更充足地提取图像多尺度信息。

(3) ResNet

ResNet(Residual Neural Network)残差网络由 Kaiming He 等人在 2015 年提

出,卷积网络模型中使用了残差单元(residual unit),将网络深度达到 152 层,后来又进一步加到 1 000 层的深度。ResNet 在 ImageNet ILSVRC 2015 比赛中凭借 3.5% 的 top-5 错误率夺得冠军,其参数量低于 VGGNet,效果十分突出,直至目前都是最常用的模型结构之一。

在传统观点中,普遍认为深度神经网络的模型拟合能力会随着层数的加深而不断提高,即卷积神经网络的深度与网络的表征能力正相关。近年来不断出现的领先的卷积神经网络模型似乎同样印证了这一点:AlexNet 8 层(ILSVRC 2012)、VGGNet 19 层(ILSVRC 2014)、GoogleNet 22 层(ILSVRC 2014),这些卷积神经网络层数在不断增加,模型的识别效果也在不断提高。大多数人认为,当网络层数变多之后,容易出现网络梯度消失的问题,导致模型优化变得困难。然而这个问题可以用中心归一化层解决。残差网络直接把输入 x 再次引入到输出结果上,即 $y = f(x, W) + x$,因此残差网络中拟合的函数的映射变成了 $f(x) + x$,所以该卷积层拟合的函数由原本的 $h(x)$ 变为残差形式 $f(x) = h(x) - x$,这就构成了一个基本的残差单元。ResNet 中的残差单元中有一个快捷连接(shortcut),可以直接把输入信息恒等映射到输出中,保护了输入信息的完整性。在每个残差单元中需要学习的只是输入以及输出相差的部分,这样就简化了学习目标和学习难度。

随着人工智能技术的发展,研究者的目光逐渐聚焦到二维图像以外更广泛的维度上。这个维度在视频中是时间,在 CT 中则是 CT 图像的序列。传统的卷积神经网络显然难以顾及该维度,尤其是在以动作识别、视频分类为代表的图像序列间关联密切的任务中,序列间的信息对于卷积神经网络可望而不可即。在肺癌诊断的相关任务中,由于肺结节的空间特征是一类非常重要的特征,在三维层面上分析结节能为肺癌的自动化诊断带来新的突破。因此,研究者对卷积神经网络进行了扩展,提出了三维卷积神经网络。

三维卷积神经网络是对卷积神经网络的扩展。由于网络的输入从二维扩展成了三维,卷积神经网络中的滤波器也相应地从正方形扩展成为立方体的结构。三维卷积神经网络通过堆叠一个序列中的多张图像,形成一个立方体,然后再在立方体中运用三维的滤波器。在这个结构中,卷积层中每一个特征图上的点都会与上一层中序列的多张连续图像直接相连,从而捕捉序列中的空间或运动信息。目前,虽然三维卷积神经网络受限于算力和存储条件,暂时还没有像二维卷积神经网络那样存在那么多复杂的网络结构,但是三维卷积神经网络已经在视频分析、图像深度分析和医学影像方面展示出了充分的潜力。

6.3　小　结

本章以 LIDC-IDRI 数据集为例细致地介绍了数据预处理操作。LIDC-IDRI 数据集包含 1 018 份数据,每份数据中都包含从 000001.dcm 开始的几百个 DICOM 文件。其中的 DICOM 数据是由图像像素、患者信息和图像信息等元数据组成的，在 Python 语言中，可以使用 Pydicom 包加载图像数据并解析 DICOM 文件中的元数据。

在预处理方面，分别介绍了图像预处理和数值数据预处理，并展示了预处理后得到的结果，这一步对于改善数据质量、提升算法表现十分重要。在图像特征提取部分，首先介绍了肺结节的典型病理表征，例如在形态学、结节密度、空间位置方面的表现，这些重要表征有利于我们人工针对性地设计并提取肺结节特征。另外，深度学习方法，尤其是卷积神经网络，在图像方面为相关工作者带来了自动化、智能化特征提取的优势。在卷积神经网络的帮助下，无需再去纠结提取什么样的特征、提取多少特征等问题，可以进一步将精力放在如何提高模型性能等后续一系列的重要问题上。

第**7**章

肺结节检测

肺结节检测是诊断肺癌的第一步,其任务是在 CT 图像序列中找到肺结节的位置,属于目标检测的范畴。当前,在目标检测领域已经有很多种非常成熟的算法。本章以 Faster RCNN 为例,详述如何将 Faster RCNN 应用于肺结节检测任务中。针对肺结节检测任务,本章对 Faster RCNN 模型及模型的训练过程进行了部分改进。下面将从 Faster RCNN 的理论框架开始,探寻目标检测算法在医学诊断中的应用。

7.1 RCNN 系列与 Faster RCNN

目前,目标检测算法中运用最为广泛的双步目标检测算法为 Faster RCNN 模型及其各种改进方法。Faster RCNN 模型属于 RCNN 系列,与 RCNN 模型、Fast RCNN 模型一脉相承。RCNN 系列模型是最典型的双步目标检测模型,是当前目标检测领域最主要的分支之一。经过几年的发展,RCNN 系列模型检测的准确率越来越高,检测速度也越来越快。

RCNN 是 Ross B. Girshick 等人在 2013 年提出的目标检测模型,该模型首次使用了深度学习技术进行目标检测,在 PASCAL VOC 目标检测竞赛中将 mAP 从之前的 35.1% 提升到了 53.7%,取得了巨大突破,由此开启了基于深度学习的目标检测热潮。RCNN 模型结构如图 7-1 所示。

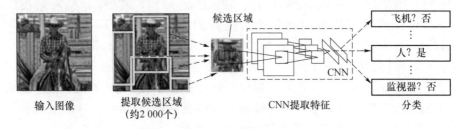

图 7-1 RCNN 模型结构

RCNN 模型不是端到端的模型,检测时由 3 个步骤完成,如下:

① 利用 Selective Search 算法提取感兴趣区域(Region of Interest,RoI)。感兴趣区域表示图像中可能存在检测目标的边界框。

② 将感兴趣区域的图像缩放到固定的尺寸(227×227),然后利用预先已训练好的卷积神经网络对固定尺寸的感兴趣区域图像提取固定长度特征。

③ 将特征向量输入到 SVM 分类器中,得到感兴趣区域的图像类别信息,送到全连接回归网络中得到位置坐标信息。

以上 3 个步骤均为分开串行操作,中间数据需要单独保存,导致处理速度很慢,内存占用量很高;同时在提取候选区后得到的 2 000 个左右的候选框需要单独进行特征提取,计算量很大,并且缩放到固定大小会造成物体变形,导致检测性能下降。

Fast RCNN 是 2015 年由 Ross Girshick 基于 RCNN 的改进,在 RCNN 模型的基础上合并了图像的特征提取、目标分类和位置回归三个结构,大幅度减少了训练和检测时间,提高了检测效果。Fast RCNN 模型结构如图 7 - 2 所示。

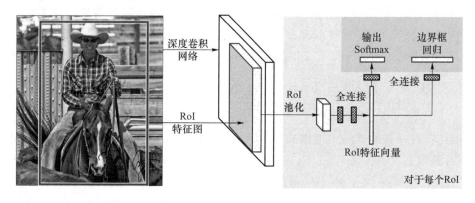

图 7 - 2　Fast RCNN 模型结构

Fast RCNN 首先利用 Selective Search 算法生成感兴趣区域,同样为 2 000 个左右;然后将整张图片输入卷积神经网络中提取特征得到特征图;接着将候选区通过计算映射到特征图上找到对应的特征区,通过空间金字塔池化方式将不同尺寸大小的图像感兴趣区域固定成相同尺寸,并输入到两个全连接层中;最后将得到的输出向量经由两个不同的全连接层分别进行分类和位置回归。其中,分类网络用的是Softmax 结构,回归网络用的是探测边框回归(smooth L1 loss)。除了前期用Selective Search 算法生成感兴趣区域以外,其他步骤均为端到端训练。

与 RCNN 模型相比,Fast RCNN 模型主要有如下改进:

① Fast RCNN 只进行一次卷积操作。原始图像输入到卷积神经网络中提取特征得到特征图,然后将感兴趣区域直接映射到特征图的相应位置,这样就避免了对RCNN 中的 2 000 多个候选区分别进行卷积来得到对应的特征图了,减小了重复计算量,大大节约了处理时间;

② 利用空间金字塔池化技术,提出兴趣区域池化层(RoI pooling)。将不同大小的感兴趣区域对应的特征图进行统一采样并固定尺寸大小。与空间金字塔不同的是,Fast RCNN 中使用的是一个尺度的网格划分。与 RCNN 相比,避免了对目标区

域图像的拉伸变换所造成的信息变形,提高了检测效果。

③ 将深度卷积网络以及后面的分类回归模型合并为一个统一的模型结构,有两个平行输出层,分别输出目标类别和边框位置,利用 Softmax 结构对目标进行分类,取代了 RCNN 中的 SVM 分类器,并提出了一种新的任务损失函数。该损失函数由两部分组成:目标分类损失 ι_c 和位置回归损失 ι_r。这样的结构避免了 RCNN 的多阶段训练,大幅度缩短了网络的训练时间和预测时间。

Faster RCNN 是目前在图像领域物体检测任务中运用最广泛、效果最好的模型框架之一,真正实现了从图像的输入到图像上目标物体类别及位置坐标输出的端到端功能,无论是训练时间、检测时间还是检测精度,均达到了领先水平。Faster RCNN 模型结构如图 7-3 所示。

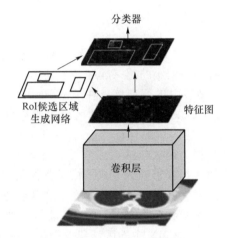

图 7-3 Faster RCNN 模型结构

Faster RCNN 的最大改进点是提出了区域建议网络(Region Proposal Network,RPN),并且将此网络合并到了 Fast RCNN 中进行端到端训练。RPN 的作用是替代 Selective Search 算法对图像上的所有前景、背景目标进行粗提取和粗定位。Faster RCNN 检测框架从功能上分为以下三部分:

(1) 卷积神经网络

这个与 Fast RCNN 里的卷积神经网络功能一致,当把图片输入到模型之后,通过一个预训练好的卷积神经网络,比如经典的 VGGNet、ResNet 等,对图像进行特征提取并得到特征图。

(2) 区域建议网络

区域建议网络结构上是全卷积网络(Fully Convolutional Network,FCN),其作为一个在全图搜索 RoI 的粗检测器,接收任意尺寸的特征图,通过二分类和位置回归,找到特征图上可能存在的物体的区域,并映射回原始图像。

在区域建议网络中提出了锚(anchor)概念。为了在图片中找到可能包含物体的候选区域,区域建议网络中事先定义不同长宽比、不同大小的锚框。这些锚框被定义为 9 类矩形,共包括长宽比分别为 1∶1、1∶2、2∶1 的 3 种形状和 3 种不同的尺寸。这 9 个锚框以中心重叠的方式在特征图上以 3×3 卷积的方式遍历每个特征点,以 1×1 的卷积实现区分锚框中是否包含目标的分类,以及对包含目标的锚框进行位置回归。最后每个特征点上的 9 个锚框均会输出 2 个分类概率值,分别表示这个锚框中包括和不包括目标的概率,以及 4 个位置回归参数,分别表示锚框的 4 个坐标点和目标的真实坐标点之间的偏差。区域建议网络的损失函数由两部分组成:分类损失函数和回归损失函数。在区域建议网络中,经过筛选和分类后提出的感兴趣区域约为 300 个。相比于 Fast RCNN 中由 Selective Search 算法找出的 2 000 个感兴趣区域,一方面区域建议网络大幅减少了感兴趣区域的数量,另一方面其本身的实现方式要远快于 Selective Search 算法。这些优势减小了整个目标检测模型的计算量及存储空间,并且保留了目标检测的高精度。

(3) 分类回归网络

在 Faster RCNN 中,区域建议网络提出的感兴趣区域被继续输入 RoI Pooling 层。RoI Pooling 层主要将不同大小的感兴趣区域变换为固定尺寸,使这些感兴趣区域能够被送入后续的全连接层中进行训练。在 RoI Pooling 层后,统一大小的感兴趣区域通过全连接层及 Softmax 层计算感兴趣区域中所包含物体的类别,同时通过一个位置回归网络修正感兴趣区域的坐标。因此,Faster RCNN 与 Fast RCNN 一样具有多任务损失函数,该损失函数包括目标分类和感兴趣区域的位置回归两个部分的损失,这两部分损失通过加权求和的方式构成了整体的损失函数。

将 Faster RCNN 算法直接应用于肺结节检测中通常会遇到以下几个问题:

① 肺结节的尺寸和形状变化较大,大的肺结节能够达到 30 mm,而小的肺结节甚至不到 3 mm。这对 Faster RCNN 中的区域建议网络所生成的锚框提出了很高的要求。如果生成的锚框尺寸和形状偏离肺结节真实大小和形态太远,则会导致拟合难度过高,不仅会在 Faster RCNN 模型训练时产生损失值振荡、损失函数下降缓慢的问题,而且检测结果中也会遗漏很多肺结节。

② 虽然 Faster RCNN 方法能够通过更改将检测结果认定为目标与非目标间的阈值,控制产生的目标检测结果的数量,但是为了保证算法能够对肺结节足够敏感,获得高召回率,通常将这个阈值设得很低。举例来说,当设定阈值为 0.5 时,Faster RCNN 模型检测出的置信度高于 0.5 的检测区域会被认为是模型提出的目标检测结果,而置信度低于 0.5 的检测区域则会被舍弃。但是很多情况下,一些难以检测到的肺结节区域的置信度可能只有 0.3。为了保证模型能够照顾到这些肺结节,我们可能会将阈值降到 0.3 以下,来保证模型具有高召回率。但是,这么做势必会导致模型提出很多低分区域。这些区域并不是肺结节区域,我们通常将它们称为"假阳例"。假阳例的存在会为后续诊断程序产生干扰。如果后续诊断程序是医生根据肺结节检测的结果判断良恶性,那么这些假肺结节区域的存在就需要医生面对更多的检测结果,花费额外的精力来筛选出真的肺结节区域和假阳例,这与智能诊断的初衷相违背;而如果后续诊断程序是一个肺结节良恶性诊断的自动化方法,那么对于假阳例的

输入,也会对这种方法产生巨大的干扰。

面对上述两个问题,作者分别从两方面进行了尝试:一方面,针对 Faster RCNN 中锚框生成的问题,对 Faster RCNN 模型进行了改进;另一方面,在 Faster RCNN 后添加了一个用于去除假阳例的卷积神经网络结构。这些改进在实验中均取得了一定成果,供读者参考。

7.2 改进的 Faster RCNN

在肺结节检测中,由于肺结节形状和尺寸变化较大,为 Faster RCNN 中锚框的生成带来了较大压力。在 Faster RCNN 模型的设计中,研究者通常先对数据集中目标的形状和大小分布进行统计,根据统计结果进行人工设定锚框。举例来说,如果目标的尺寸集中在 32×32、64×64 个像素大小周围,则通常可以直接在生成时设定锚框生成的尺寸为对应的大小,如在 Faster RCNN 中卷积神经网络为 VGG16 时,区域建议网络接收的特征图与原图的大小比例为 1:16,那么生成的锚框可以设置为 2×2、4×4。对锚框形状的设定也与此类似。

但是,在实际的肺结节检测中,一方面,设置锚框的大小和形状需要的人工工作量较大,过程比较烦琐;另一方面,人工设置出的锚框不一定符合肺结节的真实尺寸和形状分布,特别是在肺结节本身尺寸跨度大的情况下,这种由人工设定锚框带来的误差显得尤其严重。针对上述问题,作者对 Faster RCNN 的锚框生成部分进行了一定改进。在生成锚框前对数据集引入一个聚类算法,通过提前对肺部 CT 数据中肺结节的形状和尺寸进行聚类操作来自动生成锚框的形状和尺寸信息。经过改进的 Faster RCNN 模型结构如图 7 - 4 所示。

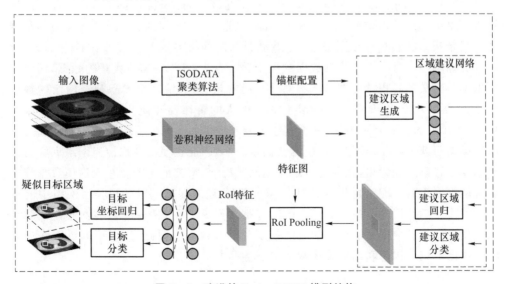

图 7 - 4 改进的 Faster RCNN 模型结构

7.2.1 模型输入与特征提取

我们通常将单张图像表示成二维矩阵,因此可以认为一张图像是二维的,而由图像组成的序列通常被认为是在二维之上增加了一个序列维度,形成第三个维度。

Faster RCNN 是一个二维目标检测模型。理论上,只需要将单张 CT 图像数据送入 Faster RCNN 中,就可以直接开始模型的训练了。但实际上,研究者普遍在 Faster RCNN 的卷积神经网络部分采用在 ImageNet 等大规模图像数据集上预训练好的卷积神经网络结构和参数,通过迁移学习的方式在这些预训练好的卷积神经网络上进行微调来提高训练速度,防止因为数据量太小而导致的过拟合,而这些预训练的卷积神经网络通常是使用具有 RGB 三个通道的自然图像训练的,所以输入需要具有三个颜色通道。

然而,胸部 CT 图像是灰度图像,只有一个颜色通道,显然无法满足三个通道的要求。在实际处理中面对这种情况时,通常有两种解决方案:第一种方案是将一个颜色通道的 CT 图像复制成三份,把三份一模一样的 CT 图像拼合成一个三通道的 CT 图像;第二种方案是将 CT 图像和前后两张的 CT 图像进行拼合,形成一个只有三张 CT 图像的序列。从适用于所有任务的角度来说,很难说这两种方案哪个方案更佳,但是考虑在肺结节检测中,CT 图像本身具有序列性质,而且肺结节在三维层面上是连续的,第二种方案能够初步利用到 CT 图像和肺结节的连续性质,所以在这里建议使用第二种方案,对模型的输入进行初步处理。

CT 图像被输入到 Faster RCNN 后的第一步是对 CT 图像提取特征。Faster RCNN 的特征提取方法是一组卷积神经网络,这组卷积神经网络可以选择的结构有很多,包括在 ImageNet 上预训练好的 VGG 网络、ResNet、DenseNet 等。具体选用哪种网络结构通常需要根据实验确定,如作者选用了 16 层的 VGG 网络作为卷积神经网络结构。在卷积神经网络中,使用预训练的网络参数是一种非常普遍的方式。因为深度学习本身是一种依赖数据的机器学习方法,其训练需要大量的数据,而作为深度学习一员的卷积神经网络也不例外。通常认为,训练一个卷积神经网络的数据量越大,训练出的卷积神经网络对于各种输入的鲁棒性和泛化性就越强。相比于 ImageNet 中的数百万张图片,很难有任务能够提供如此大规模的数据集。特别是医学数据本身获取就相对困难,产生的数据量较小,因此在使用卷积神经网络训练时通常采用迁移学习的策略,在固定网络结构的基础上,把其他研究者在大规模数据集上训练的网络参数分配给卷积神经网络,在这些参数的基础上对卷积神经网络中的部分层使用医学数据继续进行训练。已经有很多研究证明,这种迁移学习的方式能够大幅提升小规模数据集上训练的收敛速度和训练效果。因此,使用预训练网络的方法基本已经成为构建和训练神经网络中必备的方式。

7.2.2　区域建议网络

CT 图像经过卷积神经网络提取特征后,生成一个尺寸小于原始图像尺寸的特征图。区域建议网络的目的是在这个特征图中找出可能存在目标的区域,在肺结节检测任务中就是找出可能存在肺结节的区域。

如 7.1 节所说,区域建议网络会在特征图中以滑动窗口的方式在每一个点上生成一组锚框。这组锚框通常采用人工设计的方式,需要对数据集中目标的分布提前做出统计和预估。但是对于肺结节,这个过程的工作量烦琐,且常常因为人工设计的失误而导致训练过程出现损失振荡或收敛慢的情况。改进的 Faster RCNN 主要针对这个问题,在区域建设网络前引入了 ISODATA 聚类方法,该方法是经典聚类算法 K‐means 的改进版本,与 K‐means 相比具有更强的鲁棒性和灵活性。ISODATA 算法的流程如下:

输入:

X:所有样本的集合;

K:预计的聚类中心数量;

N_C:初始聚类中心数量;

θ_N:一个聚类中的最小样本数量;

θ_S:一个聚类中距离分布的标准差;

θ_C:两个聚类中心间的最小距离;

L:在一次迭代中能够合并的聚类中心的最大数量;

I_0:最大迭代次数。

输出:S:所有聚类的集合。

① 在样本集合 X 中随机选择 N_C 个样本作为初始聚类中心 $z_1,z_2,\cdots z_C$,其中,$N_C\neq K$。

② 将每个样本按与聚类中心的最近距离,划入一个聚类中心为 z_i 的聚类簇 S_i 中,即对于聚类中心 z_i 和任意其他聚类中心 z_j,若满足下述公式,x 被划入 S_i 中:

$$\| x-z_i \| < \| x-z_j \|, \quad j=1,2,\cdots,N_C, \quad i\neq j$$

③ 如果第 i 个聚类簇 S_i 中样本数量 $N_i<\theta_N$,则删除聚类簇 S_i。

④ 根据下述公式更新每个聚类簇 S_i 的聚类中心 z_i:

$$z_i = \frac{1}{N}\sum_{x\in S_i}x, \quad i=1,2,\cdots,N_C$$

⑤ 若迭代次数达到 I_0,则返回全部聚类簇的集合 S。

⑥ 若当前聚类簇数量 $\mathrm{size}(S)\geqslant 2K$ 或当前迭代次数为偶数,则根据 θ_C 和 L,合并两个聚类簇。

⑦ 如果当前聚类数量 $\mathrm{size}(S)\leqslant K/2$,根据 θ_S 和 θ_N 将一个聚类簇拆分为两个。

⑧ 迭代次数加1,返回步骤②。

在 ISODATA 算法中,通过对训练中肺结节的形状和尺寸设置聚类中心数量、迭代数目等参数,可以在 Faster RCNN 算法流程开始之前,预先估计肺结节的尺寸和形状分布,使用自动化手段找出合适的锚框设定方案。如在对肺结节尺寸的聚类方案中设置聚类中心为 3,此时 ISODATA 算法根据训练数据中所有肺结节的尺寸将这些肺结节分成三类。每类肺结节的尺寸都相对靠近这一类的聚类中心。通过该方法,将对肺结节的尺寸聚类后产生的聚类中心作为锚框尺寸,将对形状聚类后产生的聚类中心作为锚框形状,就可以轻易完成对区域建议网络中锚框的设置了。生成的锚框的数量为锚框形状数量与锚框尺寸数量的乘积。比起人工方法,这种聚类方法减少了人工统计耗费的劳动力,减少了人工统计结果的主观性,而且对于不同的数据和不同的医学任务具有普适性。

在设定完锚框的情况下,区域建议网络在特征图上使用大小为 $3×3$ 的卷积实现滑动窗口,在滑动窗口的中心会生成设定好的一组锚框。假设特征图的尺寸为 $M×N$,一组锚框的数量为 k,那么生成的锚框数量一共是 $M×N×k$。这些锚框并非都会被用来训练,其中一些超出图像边界等具有明显异常的锚框会被过滤掉。未被过滤的锚框分别通过两个 $1×1$ 的卷积层来调整锚框的位置。其中,一个 $1×1$ 卷积的结果是一个二分类概率值 p,用来预测锚框中存在目标的概率;另外一个 $1×1$ 卷积的结果是一组偏移量 $(t_x^*, t_y^*, t_w^*, t_h^*)$,分别表示一个锚框左上角坐标 (t_x, t_y) 及锚框的长度和宽度 (t_w, t_h) 相对于真实目标的偏移。第一个卷积的结果相当于对锚框做了一个二分类,第二个卷积的结果相当于对锚框的偏移量做了一次回归,所以可以将它们分别当作一个分类器和一个回归器。其中,分类器输出的概率高的锚框中存在目标,在 Faster RCNN 算法中认为这些锚框所表示的图像区域为感兴趣区域。在肺结节检测任务中,如果不计误差,那么,每个感兴趣区域都包含一个肺结节。当然,由于训练误差的存在,区域建议网络产生的结果可能会与实际有一些出入,导致感兴趣区域输出了一些不包含肺结节的区域。

7.2.3　分类与位置回归

区域建议网络在特征图上找出了可能包含肺结节的感兴趣区域。这些感兴趣区域只能够区分区域中是否包含目标,无法确定包含的目标类别。为了确定目标类别,Faster RCNN 在区域建议网络之后,一方面对所有的感兴趣区域通过全连接层和 Softmax 函数进行分类,另一方面对感兴趣区域再次通过与区域建议网络中类似的回归修正感兴趣区域的位置。

直接将感兴趣区域传入后续的分类和回归部分中存在这样一个问题:在区域建议网络中存在很多尺寸大小不同的锚框,而且这些锚框的位置还通过一个坐标回归进行了修正,导致产生的感兴趣区域的大小和形状都不一样,无法直接送入后续的网络部分。为了解决上述问题,在 Faster RCNN 的区域建议网络和分类回归之间加入了一个 RoI Pooling 层。RoI Pooling 层将不同大小的感兴趣区域映射为具有相同大小的向量。在 RoI Pooling 层中,每个感兴趣区域对应的特征图都被平均划分为

$w \times h$ 个网格,其中 w 和 h 是已经被确定好的两个数值。RoI Pooling 层对每个网格都进行了一个 Max Pooling 操作,即取网格的最大值作为该网格的值。通过这种方式,经过 RoI Pooling 层的不同大小的感兴趣区域对应的特征图被转换为固定长度为 $w \times h$ 的向量,并被送入后续的分类和回归部分中。

Faster RCNN 的分类和回归部分在实现上相对简单。目标分类由一个全连接层和一个 Softmax 函数组成。全连接层将来自感兴趣区域的向量转化为类别数量加一的向量,向量中的每个数值均代表一个目标检测的类别,多出来的一类表示背景。以检测肺结节为例,由于整个任务中仅包含肺结节一个类别,所以全连接层产生的向量长度为 2;而 Softmax 函数则将这些表示不同类别的数字转化到 0 和 1 之间,用来表示一个感兴趣区域属于某个类别的概率,由最大的概率值所属的类别和概率值构成了目标检测的分类结果和置信度。回归部分则与区域建议网络中的回归器类似,通过全连接层产生每个感兴趣区域的坐标偏移量,用于对感兴趣区域做更加精细的位置调整。

7.2.4 Faster RCNN 的训练与预测过程

在 Faster RCNN 中总共存在四个网络结构,其中,区域建议网络中存在两个,分别用来判断锚框中是否存在目标以及对锚框进行初步的位置回归;分类与回归部分也存在两个,分别用来判断目标的类别以及对感兴趣区域进行更精细的位置回归。因此,区域建议网络及分类与回归部分各自产生了两个损失,一个是分类损失,另一个是回归损失。这里将分别研究区域建议网络的损失及分类与回归部分的损失。

(1) 区域建议网络

在前向传播的过程中,建议区域网络会先通过一个分类器和一个回归器产生结果。这些结果一经产生就会计算出区域建议网络的损失函数,该损失函数定义为

$$L(\hat{p}, p, \hat{t^p}, t^p) = L_{cls}(\hat{p}, p) + I(p \geqslant 1) L_{reg}(\hat{t^p}, t^p) \tag{7.1}$$

式中:$\hat{p}$ 和 p 分别表示锚框中存在目标的预测概率和真实值;$\hat{t^p}$ 和 t^p 分别表示锚框的坐标和目标真实边界框的坐标;$I(p \geqslant 1)$ 表示仅当锚框中确实存在目标时,才计算回归损失;L_{cls} 和 L_{reg} 分别是分类和回归的损失,其中,L_{cls} 的损失函数是交叉熵函数,L_{reg} 的损失函数是一个 Smooth L1 Loss 损失函数,表达式如下:

$$L_{reg}(\hat{t^p}, t^p) = smooth_{L1}(\hat{t^p} - t^p) \tag{7.2}$$

式中:

$$soomth_{L1}(x) = \begin{cases} 0.5x^2, & |x| < 1 \\ |x| - 0.5, & 其他 \end{cases} \tag{7.3}$$

在计算完损失后,建议区域网络根据损失反向更新建议区域网络中的参数和预训练的卷积神经网络的参数。

（2）分类与回归部分

在建议区域网络更新完后，Faster RCNN 继续前向传播过程，直至分类与回归部分产生结果。分类和回归部分同样使用交叉熵函数和 Smooth L1 Loss 损失函数作为分类和回归的损失函数。

在 Faster RCNN 的前向传播结束后，将各部分产生的损失函数叠加，反向更新四个网络以及预训练的卷积神经网络中的参数，这就构成了 Faster RCNN 的训练过程。相比于训练过程，Faster RCNN 的预测过程则非常简单。在模型训练完后，模型的每一次完整的前向传播过程都可以作为一次预测过程，用于在测试集中测试模型的性能指标或者在工程中用于检测肺结节。预测产生的结果也就是我们需要的肺结节的位置了。

7.3　假阳性结节去除方法

Faster RCNN 作为一个目标检测算法，适用于肺结节检测这样的任务。尤其是在经过改进后，Faster RCNN 模型更适用于肺结节检测，理论上，模型在完成训练以后能够获得一个良好的检测结果。但是从医学的角度来说，肺结节检测应尽可能多地检测到胸部 CT 图像中的肺结节，漏检任何一例结节都有可能导致非常严重的医疗事故，这就要求目标检测模型要尽可能地提升召回率。但是，在实际情况中，肺结节的检测总会不可避免地出现漏检，这些漏检的结节称为难样本。为了能够有效召回这些难样本，不得不降低目标检测模型将检测结果认定为正确结果的置信度阈值。但是，随着置信度阈值的降低，模型的预测中也会混入大量的并不是肺结节的区域，也就是假阳例。

假阳例的混入会为整个肺癌诊断的过程带来很大的影响。因为肺结节检测只是肺癌诊断流程的一部分，无论后续部分是人工诊断还是机器诊断，混入的假阳例样本都会对后续流程产生阻碍。因此，在目标检测后加入一个专门用于去除假阳例的自动化方法是一个非常好的做法。

经过多年的研究，医学工作者总结出了一些肺结节本身的特征。这些特征包括尺寸、形状、体积、圆度、密度和平均灰度等，它们都是放射科医生区分肺结节和其他组织的有效参考，也是传统的肺癌诊断相关方法借鉴的重要资料。根据肺结节的这些特征，通过在图像中使用灰度直方图、模式匹配等传统视觉方法提取特征，再用一些机器学习中的经典分类器筛选出真正的肺结节和假阳例是一种可行的思路。但在深度学习时代下，使用深度学习方法自动提取肺结节特征，从而去除假阳例似乎是一种更加行之有效的方案。

无论是使用传统方法还是使用深度学习方法，样本不平衡是在去除假阳例的过程中必须面对的问题。在目标检测模型"放水"后，混入的假阳例要远远多于真实的肺结节区域。在机器学习中，样本不平衡是一个巨大的挑战。在数据中大部分样本都集中于某一类的前提下,机器学习方法会不由自主地偏向这一类别。以去除假阳例为例,当 95% 的数据样本都是假阳例,只有 5% 的样本是肺结节时,即使机器将所有的样本都预测为假阳例,也能够达到一个非常高的准确率指标。而以交叉熵为代表的损失函数本身很难应对这种样本失衡的情况,导致机器最后产生的所有预测结果基本上都是假阳例。另一个问题是,在目标检测中存在的难样本,在去除假阳例的过程中依旧可能是难样本。

这个问题不仅存在于去除假阳例的任务中,而且广泛存在于很多机器学习的任务中。幸运的是,有研究者针对这个问题提出了一个叫作 Focal Loss 的损失函数。Focal Loss 损失函数提出的初衷是为了解决单步目标检测算法中存在的目标和背景间数量不平衡的问题。同样,它也适用于解决二元分类问题中的样本不平衡问题。Focal Loss 损失函数的公式描述如下:

$$F_{\mathrm{fl}} = \begin{cases} -\alpha(1-\hat{y})^{\gamma}\ln\hat{y}, & y=1 \\ -(1-\alpha)\hat{y}^{\gamma}\ln(1-\hat{y}), & y=0 \end{cases} \tag{7.4}$$

式中:$\hat{y}$ 为机器学习模型的预测值;α 是 $[0,1]$ 区间上的一个权重系数,针对正负样本不平衡的问题,调整正负样本之间的比重,使数量较少的样本能有更大的权重;γ 是一个可调整的聚焦参数,针对数据中存在的难样本,提高对难样本的关注程度。

受 Focal Loss 损失函数的启发,在构建深度学习模型时可以引入 Focal Loss 损失函数解决样本不平衡的问题,并且能够提高难样本的分类正确率。此外,CT 图像序列本身就是三维结构。在 Faster RCNN 中受到算法的限制没有利用该三维结构,在假阳例去除阶段则可以充分利用三维结构的性质,使用三维卷积神经网络进行处理。基于以上思想,作者设计了一个使用 Focal Loss 损失函数训练的三维卷积神经网络,用于去除假阳例,该网络结构如图 7-5 所示。

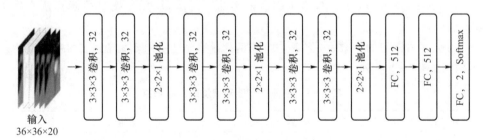

图 7-5 三维卷积神经网络架构

图 7-5 中的 FC 表示全连接层。该网络结构借鉴于 VGG 网络,使用 $3\times3\times3$ 的三维卷积核作为卷积层。整个模型包括 4 个组成部分,包括 3 组由三维卷积层和池化层组成的特征提取结构和 1 组由三层全连接神经网络组成的分类结构。

模型的输入来自 Faster RCNN 的检测结果。每个检测到的区域都与前后的 CT 图像中的相同区域进行拼接形成一个"图像块"。这个图像块由 20 张图像中的区域拼接而成,因此在第三维上的长度为20。图像块在拼接后,通过将块中的每张图片调整为36×36大小,最后得到一个$36\times36\times20$的图像块作为输入。

输入的图像块经过3组卷积结构提取三维特征后,全连接层将提取到的特征映射为向量,并通过Softmax函数进行分类,得到最终的预测结果。三维卷积神经网络模型的训练和预测则与二维卷积神经网络模型的完全一致。在模型训练完后,可以用于去除肺结节检测过程中产生的假阳例。

7.4 实验:基于改进 Faster RCNN 的肺结节检测方法

在7.2节和7.3节中分别提到了从CT图像中检测肺结节的改进Faster RCNN方法和去除Faster RCNN产生的假阳例的深度学习方法。为验证将这两种方法结合起来后在肺结节检测上的表现,作者进行了一系列实验。

实验使用的数据集是LUNA16数据集,该数据集是LIDC-IDRI数据集的子集,包含来自5所大学、两家大型医学研究中心和8家医学成像设备公司的888例肺部CT图像以及由放射科医生标记的有关结节的相关信息。为了有效利用这些数据,在实验中所有的CT图像都做了预处理,包括将CT图像统一尺寸、归一化到[0,1]区间,以及使用阈值分割提取肺实质区域,去除背景噪声的影响。

实验中采取的性能评价指标是灵敏度和FP/Scan。灵敏度的计算方式与召回率一样,在肺结节检测中表示检测算法找出的肺结节有多全。灵敏度定义为

$$\text{sensitivity} = \frac{\text{TP}}{\text{TP} + \text{FN}} \tag{7.5}$$

式中:TP为被正确找出的肺结节;FN为漏检的肺结节。

FP/Scan是每张CT图像产生的假阳例的平均数量,用来衡量检测算法产生了多少假阳例。

为了评估模型的有效性,作者进行了两组实验,这两组实验在LUNA16上的训练结果如表7-1所列。

表 7-1　不同结节检测模型的实验结果

分　组	模　型	灵敏度/%	FP/Scan
0	Gong 等人的工作	79.3	4
0	Qi 等人的工作	90.7	4
1	Faster RCNN(6 anchors)	88.57	6.18
1	Faster RCNN(ISODATA)	91.43	3.19
2	Faster RCNN(ISODATA)+2DCNN	78.10	0.34
2	Faster RCNN(ISODATA)+3DCNN	87.62	0.22
2	Faster RCNN(ISODATA)+3DCNN(Focal Loss)	90.48	0.18

第一组实验主要用来验证改进的 Faster RCNN 相比于 Faster RCNN 的有效性。这组实验包括两个 Faster RCNN 模型,第一个模型中的锚框是通过手工设计的 6 个锚框,这些锚框的尺寸分别是 4×4、6×6、10×10、16×16、22×22 和 32×32。第二个模型是改进的 Faster RCNN 模型,使用 ISODATA 算法自动生成锚框。在 ISODATA 中,聚类中心的数目同样设置为 6。两个模型分别表示为"Faster RCNN (6 anchors)"和"Faster RCNN(ISODATA)"。

第二组实验主要用来验证假阳例去除模型的有效性,包括三个假阳例去除模型。第一个模型使用二维卷积神经网络,其设计与上一节的假阳性去除模型结构相比去掉了卷积核的第三维。因为是二维模型,所以该模型的输入只是 Faster RCNN 产生的区域经过调整大小后的 36×36 的二维图像。该模型的损失函数是交叉熵。后两个模型使用了三维卷积神经网络结构,但分别采用了交叉熵和 Focal Loss 作为损失函数。这些模型表示为"Faster RCNN(ISODATA)＋2DCNN"、"Faster RCNN (ISODATA)＋3DCNN"和"Faster RCNN(ISODATA)＋3DCNN(Focal Loss)"。

从结果可以看出,Faster RCNN(ISODATA)以 3.19 的 FP/Scan 指标实现了 91.43% 的灵敏度。通过第一组实验可以看出,与人工设计的锚框相比,由 ISODATA 生成的锚框能够以更少的假阳例达到更高的灵敏度。在第二组实验中,Faster RCNN(ISODATA)＋2DCNN 和 Faster RCNN(ISODATA)＋3DCNN 之间的比较证明了三维卷积神经网络的优越性,Faster RCNN(ISODATA)＋3DCNN 和 Faster RCNN＋3DCNN(Focal Loss)之间的比较则证明了 Focal Loss 在这类样本不平衡问题中的适用性。

7.5 小 结

作为诊断肺癌的第一步,肺结节检测的任务内容是在 CT 图像序列中找到肺结节的位置,这一任务可归纳为目标检测任务。目前,解决目标检测任务的深度学习方法多之又多,本章选择性地介绍了 RCNN 系列算法,并基于 Faster RCNN 算法进行了改进,应用于肺结节检测任务中。

RCNN 系列算法开启了基于深度学习的目标检测热潮,其中的 Faster RCNN 是目前在图像领域物体检测任务中运用最广泛、效果最优秀的模型框架之一。在肺结节检测中,由于肺结节形状和尺寸变化较大,为 Faster RCNN 中锚框的生成带来了较大压力。因此,在生成锚框前首先向数据集引入一个聚类算法,对肺结节的尺寸进行聚类操作,从而获取适用于检测肺结节的锚框尺寸信息。与此同时,设计了一个使用 Focal Loss 训练的三维卷积神经网络用于去除检测得到的假阳性结节。在 LIDC-IDRI 数据集的一个子集——LUNA16 数据集上开展的实验表示,这一方法可以有效地用于肺结节检测任务,为肺癌智能诊断打下了良好的工作基础。

第 **8** 章

肺结节良恶性诊断

在 CT 图像中检测出肺结节的位置后,肺结节良恶性诊断方法对于检测出的肺结节判断其良恶性。肺结节良恶性诊断将肺结节分成良性和恶性两类,实质上属于一个二分类问题。就目标检测而言,二分类问题难度较低,但是在肺结节的良恶性分类中依旧面临医学知识和人工智能交叉领域中的若干难点。本章将针对人工智能方法在肺结节良恶性分类中可能存在的难点及解决方案,介绍人工智能在肺结节良恶性分类中的应用。

8.1 肺结节良恶性诊断方法概述

肺结节的良恶性分类是除肺结节检测以外,人工智能在肺结节诊断中的另一应用。自动化肺结节良恶性诊断的目的在于提升医生阅片效率、降低人力成本,同时,尽可能提升肺结节良恶性诊断的准确率。事实上,医生单纯从图像中诊断良恶性的准确率并不高,大多数医生需要根据许多其他的信息对肺结节的良恶性进行诊断,通常依旧依赖于病理诊断的结果。

自动化肺结节良恶性诊断方法中,大多使用肺结节的 CT 图像进行诊断。与肺结节检测类似,传统的良恶性诊断方法通常利用良性肺结节和恶性肺结节在形态学特征上的区别进行判断。这些形态学特征包括肺结节的体积、表面积、最大周长和灰度特征等。随着近几年深度学习的兴起,这方面的研究热点逐渐转向使用深度学习方法通过 CT 图像诊断肺结节的良恶性。

在深度学习方面,研究者做了一系列尝试。如使用深度信念网络(Deep Belief Network, DBN)和卷积神经网络诊断肺结节的良恶性,通过与传统的使用人工特征的方法进行实验对比,证实了深度学习在肺结节良恶性诊断方面较传统方法的优越性;分别使用卷积神经网络、深度信念网络和堆叠降噪自编码机(Stacked Denoising Autoencoder, SDAE)实现三个肺结节良恶性诊断模型,并把这三个模型和一个使用 28 种人工设计的特征的传统诊断方法进行对比,进一步证明了深度学习在这方面的优越性。

近年来,随着卷积神经网络在计算机视觉方面重要程度的加深,越来越多的研究者将重点放在使用卷积神经网络进行肺结节良恶性诊断的研究中。研究者针对肺结节的特点,在卷积神经网络的基础上做了很多改进工作。如研究者注意到肺结节在尺寸上的多变性,提出一个使用不同尺寸特征进行分类的卷积神经网络模型 MCNN (Multi-scale CNN)。之后,又对这个方法进行改进,提出一个叫作 MCCNN(Multi-crop CNN)的模型。此外,也有很多研究者注意到 CT 图像的三维序列性质以及良恶性肺结节在三维层面上的区分,使用三维卷积神经网络诊断肺结节的良恶性。

肺结节良恶性诊断研究的进展表明,随着深度学习的发展,研究者对于自动化肺结节良恶性诊断的关注焦点逐渐从手工设计的特征过渡到能够自动提取特征的深度学习方法,所使用的深度学习方法也逐渐从信念网络、自编码机等方法逐渐转向卷积神经网络。而对将三维卷积神经网络应用于该任务中的研究成为现在的热点,这个发展趋势与近年来深度学习的发展趋势基本一致。

尽管深度学习方法已经为肺结节良恶性诊断带来巨大的创新动能,不断刷新着这项任务中的性能指标,但是在这项任务中,依旧存在可以进一步提升的空间。首先值得指出的是,三维卷积神经网络在这项任务中的应用仍处于起步阶段。现有的研究中,三维卷积神经网络结构相对简单,在使用三维卷积神经网络充分提取 CT 图像序列的三维特征方面,依旧存在提升空间。其次,当前几乎所有基于深度学习诊断肺结节良恶性的工作都只是基于 CT 图像本身。但就医生的经验而言,单纯从 CT 图像中区分肺结节的良恶性存在较大困难,通常需要其他信息作为参考,来辅助肺结节的良恶性诊断。对于在深度学习中使用哪些信息、如何使用这些信息,仍旧处于待研究的状态。

作者对上述两个问题进行了探究,设计了一种使用三维卷积神经网络结构并融入患者其他信息的深度学习模型,同时进行了相应实验。接下来将以这个模型为例,介绍相关深度学习方法在肺结节良恶性诊断中的应用。

8.2 肺结节良恶性诊断模型

本节以一个肺结节良恶性诊断模型为例,来探讨深度学习在诊断肺结节良恶性任务中的应用。不同于其他模型只通过肺结节的 CT 图像诊断肺结节的良恶性,该模型在设计过程中借鉴了医学上现有的 Mayo 等模型,用于为医生提供肺结节良恶性诊断依据的经验公式。以 Mayo 模型为例,肺结节的恶性程度表示如下:

$$p = \frac{e^x}{1 + e^x} \tag{8.1}$$

其中变量 x 可以通过下式得到:

$$x = -6.827\,2 + (0.039\,1 \times age) + (0.791\,7 \times smoke) + (1.338\,8 \times cancer) +$$
$$(0.127\,4 \times diameter) + (1.040\,7 \times speculation) + (0.783\,8 \times location)$$

$$\tag{8.2}$$

式中:age 指患者年龄;smoke 是患者是否吸烟的标记;cancer 是患者是否在五年内

有其他已确诊癌症史的标记；diameter 是当前结节的直径（单位为毫米）；speculation 是结节边缘是否有尖刺的标记；location 是结节位置的标记，如果结节长在上肺叶，则标记为 1，否则为 0。

　　受到经验公式的启发，本节介绍的肺结节良恶性诊断模型在除图像数据之外还融入了患者的相关临床信息，通过特征融合技术，使图像和患者的临床信息两类异构特征共同参与肺结节良恶性的诊断。此外，该模型还探索了多种三维卷积神经网络结构用于肺结节特征的提取。图 8-1 所示为所提模型的框架。

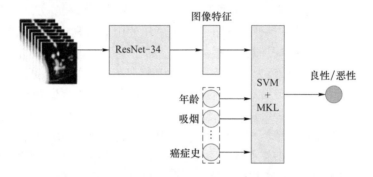

图 8-1　肺结节良恶性诊断模型框架

　　模型的输入是一组肺结节的 CT 图像以及患者年龄、吸烟史、五年内是否有癌症史等临床信息。输入的图像经过一个三维卷积神经网络（图 8-1 中为一个三维版本的 34 层残差网络）提取特征，提取到的图像特征与临床信息被送入多核学习方法中预测肺结节的良恶性。这个模型的主要部分包括一个三维卷积神经网络和一个使用多核学习的支持向量机。

8.2.1　三维卷积神经网络

　　三维卷积神经网络用来提取肺结节图像不同层次的特征。相比于二维卷积神经网络，三维卷积神经网络中的卷积核并非是二维矩阵，而是呈现为立方体结构。这种特殊的卷积核赋予三维卷积神经网络提取三维输入的空间信息的能力。与二维卷积神经网络类似，三维卷积神经网络通常由三维卷积层、三维池化层和全连接层组成。

（1）三维卷积层

　　三维卷积层通过三维卷积核实现三维卷积操作，通常被用来提取三维空间特征。设三维卷积核的形状为 $C_{\text{out}} \times C_{\text{in}} \times D_K \times H_K \times W_K$，其中 C_{in} 和 C_{out} 表示输入和输出通道数（通常输出通道数为三维卷积核的数量），D_K 表示三维卷积核 K 的深度，H_K 和 W_K 分别表示三维卷积核 K 的高度和宽度。给定大小为 $B \times C_{\text{in}} \times D \times H \times W$ 的输入 x，其中 B 表示送入三维卷积神经网络的一批数据的数量；C_{in} 表示数据的通道数，如彩色图像通常为 3，灰度图像通常为 1；D 表示数据的深度，在肺结节良恶性诊断任务中为每一个 CT 图像序列的图像数；H 和 W 分别表示数据的高度和宽度，即输入 CT

图像的宽和高。三维卷积层输出的计算如下：

$$y_{i,j} = b_i + \sum_{k=1}^{C_{in}} K_{j,k} \mathring{a} x_{i,k} \tag{8.3}$$

式中：$K_{j,k}$ 表示卷积核；$\mathring{a}$ 表示三维卷积操作；b_i 是偏差，i 表示 B 个样本中的第 i 个样本；j 是 C_{out} 中的第 j 个通道；k 是 C_{in} 个通道中的第 k 个通道；$y_{i,j}$ 为输出，其大小为 $B \times C_{out} \times D_{out} \times H_{out} \times W_{out}$，其中 D_{out}、H_{out} 和 W_{out} 的具体数值由三维卷积层的参数和卷积核的大小确定。与二维卷积神经网络类似，为了增加网络的非线性程度，通常在三维卷积神经层进行过卷积操作后加入 ReLU 等非线性激活函数。

（2）三维池化层

三维池化层位于三维卷积层之后，用来增强三维卷积提取到的特征的鲁棒性。以常用的三维最大池化层为例，其操作定义如下：

$$u_{i,j,d',h',w'} = \max\{z_{i,j,d,h,w} : d' \leqslant d < d'+p, h' \leqslant h < h'+p, w' \leqslant w < w'+p\}$$
$$\tag{8.4}$$

式中：p 表示池化层核的大小；i、j 的含义与式（8.3）中的相同；d、h 和 w 分别表示输入的特征中池化中心的三维坐标；d'、h' 和 w' 表示池化操作后产生的三维坐标。

（3）全连接层

与二维卷积神经网络中的一致，全连接层由神经元组成，每个神经元都与上一层中所有的神经元相连。通常，全连接层后使用 Softmax 函数产生预测结果。

8.2.2 三维卷积神经网络结构

什么样的三维卷积神经网络结构适用于提取三维肺结节特征？目前，研究者已经提出多种用于提取特征的卷积神经网络结构。传统的如 LeNet、AlexNet 和 VGG 等卷积神经网络结构是链状的。这些结构中，每组卷积结构都紧紧连接着上一层卷积结构，形成一条计算链。这种链式结构在网络层数相对较浅时能够正常使用，但是随着网络层数的加深，训练过程中经常会出现退化现象。

理论上，越深的卷积神经网络提取到的图像特征层次越高，具备的语义特征越丰富，产生的预测结果也应该越好。但实际情况是，随着网络层数的加深，在深度达到一定层次时，卷积神经网络产生的预测效果反而出现了大幅衰退，而且这个衰退与过拟合无关。这就是卷积神经网络在不断加深的过程中出现的退化现象。退化现象的发现催生了残差神经网络等非链状卷积神经网络结构，这些神经网络的出现使得卷积神经网络能够继续向更深层次发展。

在三维卷积神经网络的设计中，作者分别尝试采用一个链状三维卷积神经网络和一个非链状三维卷积神经网络，来提取三维肺结节图像的特征。其中，链状三维卷积神经网络的结构如表 8-1 所列。这个卷积神经网络接收的输入是宽度、高度、深度和通道数分别为 40、40、20 和 1 的三维肺结节图像序列，经过三组三维卷积神经网络提取特征后，通过全连接层和 Softmax 函数产生预测结果。

表 8-1　链式三维卷积神经网络模型的结构

模　块	核大小	输　入	输　出
三维卷积层	3×3×3	40×40×20×1	38×38×18×32
三维卷积层	3×3×3	38×38×18×32	36×36×16×32
最大池化层	2×2×1	36×36×16×32	18×18×16×32
三维卷积层	3×3×3	18×18×16×32	16×16×14×32
三维卷积层	3×3×3	16×16×14×32	14×14×12×64
最大池化层	2×2×2	14×14×12×64	7×7×6×64
三维卷积层	3×3×3	7×7×6×64	5×5×4×128
三维卷积层	3×3×3	5×5×4×128	3×3×2×128
最大池化层	2×2×2	3×3×2×128	1×1×1×128
全连接层	—	128	512
全连接层	—	512	512
全连接层	—	512	2
Softmax 函数	—	2	2

　　在非链状三维卷积神经网络的设计中,作者选用了 34 层三维残差神经网络。三维残差神经网络由三维残差块组成,每个三维残差块都包含若干残差结构。如图 8-2 所示,一个残差结构包含两个三维卷积层和一条"捷径"(shortcut),卷积操作后,残差结构将输入和卷积运算的结果通过捷径相加。

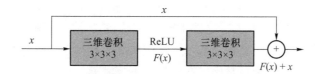

图 8-2　一个残差结构

　　34 层的三维残差神经网络由 1 个三维卷积层、4 个残差块(residual block)和 1 个全连接层组成,如图 8-3 所示。每个残差块中的残差结构数分别为 3、4、6、3。由于每个残差结构中包含两个三维卷积层,所以这个模型中一共包含 33 个三维卷积层和 1 个全连接层,构成了 34 层的网络。

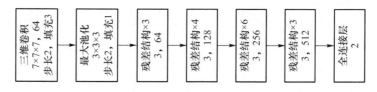

图 8-3　34 层的三维残差神经网络

8.2.3　基于多核学习的分类

肺结节良恶性诊断模型除了要处理图像外,还需要处理临床数据。经过对三维卷积神经网络的训练,我们已经获取到肺结节的三维图像特征。接下来需要考虑如何将图像特征与患者的年龄、吸烟史、癌症史、高血压史、饮酒史等临床数据融合起来进行分类。

临床数据的编码表示相对简单。对于年龄等数值型的信息无需再额外编码;对于吸烟史、癌症史等二分类信息,可以用 0 表示阴性,用 1 表示阳性;对于多分类信息,可以直接使用 One‐hot 编码进行表示。

图像特征和这些临床数据作为两类异构特征,如何将它们融合不是一件容易的事。在若干种异构特征的方法中,最简单的方法是将所有特征连接成一个长向量。对于长向量,可以使用支持向量机(Support Vector Machine,SVM)等分类器进行预测。SVM 是一种基于核函数的分类器,可以用于非线性问题,并且具有很高的泛化能力,其目标是从不同的类别中找到最佳的划分超平面。

但是,由于一方面,图像特征和由数据编码得到的特征来自不同的特征空间,且具有不同的含义;另一方面,图像特征通常是一个较长的向量,而临床信息编码后得到的特征向量较短,直接将它们拼接后临床信息很有可能被忽视掉,因此,将两类特征直接拼接后送到分类器显然是不合适的。不过,多核学习对于这个问题提供了一种有效的解决方案。

多核学习本质上是不同核函数的融合。核函数通过优化目标函数来学习核函数矩阵 K_r,这个目标函数以数据和核函数的一致性为目标。常见的核函数包括线性核、多项式核和径向基函数(也称高斯核函数)等。多核学习将这些核函数以线性求和的方式进行融合,这个过程可以表示如下:

$$K(x,z) = \sum_{r=1}^{R} \beta_r K_r(x,z), \quad \beta_r \geqslant 0 \tag{8.5}$$

式中:K_r 表示用于映射第 r 种类型特征的第 r 个核函数,$r=1,2,\cdots,R$;β 是一个可优化的权重。

为了处理异构特征,模型采用径向基函数对图像特征进行分类,采用多项式核对临床信息编码得到的特征进行分类。径向基函数的定义如下:

$$K(x,z) = \exp\left(-\frac{\|x-z\|}{2\gamma^2}\right) \tag{8.6}$$

式中:x 和 z 是两个输入的特征;γ 是超参数。

多项式核的定义如下:

$$K(x,z) = (x \cdot z + 1)^p \tag{8.7}$$

式中:p 是一个超参数。

在定义了径向基函数和多项式核作为核函数后,通过多核学习方法求解两个核函数间的权重 β,即可实现数据的融合。

8.2.4　模型训练流程

由于这个模型中在三维卷积神经网络部分和特征融合部分均包含了一个分类器,所以这个模型并不是一个端到端模型。为了训练这个模型,需要先训练三维卷积神经网络,在训练完三维卷积神经网络后再训练使用多核学习的支持向量机部分。

在三维卷积神经网络的前向传播结束后,由最后一层的全连接和 Softmax 函数产生预测结果,该预测结果被用来和数据的真实标签计算损失函数后进行反向传播。通过不断的前向传播和反向传播,直至损失函数产生的损失值足够小,才认为三维卷积神经网络训练完毕。在三维卷积神经网络训练完成后,可以将三维卷积神经网络中全连接层的前卷积层输出的结果认作图像特征,用于支持向量机的训练。

非线性支持向量机的训练过程本质是对一个凸二次规划问题的求解,如下:

$$\min_{\boldsymbol{\alpha}} \frac{1}{2} \sum_{i=1}^{N} \sum_{j=1}^{N} \alpha_i \alpha_j y_i y_j K(\boldsymbol{x}_i, \boldsymbol{x}_j) - \sum_{i=1}^{N} \alpha_i \tag{8.8}$$

$$\text{s.t.} \quad \sum_{i=1}^{N} \alpha_i y_i = 0, \quad 0 \leqslant \alpha_i \leqslant C, \quad i = 1, 2, \cdots, N$$

式中:$\boldsymbol{x}_i$、$\boldsymbol{x}_j$ 分别为训练集中第 i 个、第 j 个样本,对应标签为 y_i、y_j;N 为训练集样本总数;$y_i \in \{+1, -1\}$,$i = 1, 2, \cdots, N$;$K(\boldsymbol{x}_i, \boldsymbol{x}_j$ 分别为训练集中第 i 个、第 j 个样本,对应标签为 y_i、y_j;N 为训练集样本总数;$\boldsymbol{x}_i, \boldsymbol{x}_j)$ 为核函数;C 是一个惩罚参数。经过求解最优化结果,得到最优解 $\boldsymbol{\alpha}^* = (\alpha_1^*, \alpha_2^*, \cdots, \alpha_N^*)^{\mathrm{T}}$,取其中一个满足约束 $0 < \alpha_j^* < C$ 的分量 α_j^*,进行如下计算:

$$b^* = y_j - \sum_{i=1}^{N} \alpha_i^* y_i K(\boldsymbol{x}_i, \boldsymbol{x}_j) \tag{8.9}$$

得到支持向量机输出的超平面 $f(x)$,如下:

$$f(x) = \text{sign}\left(\sum_{i=1}^{N} \alpha_i^* y_i K(x, \boldsymbol{x}_i) + b^* \right) \tag{8.10}$$

8.3　实验:基于异构信息融合的肺结节良恶性分类

8.3.1　数据处理

肺结节良恶性诊断的数据获取难度较大。几乎所有的开源肺结节良恶性分类数据集都提供了胸部 CT 图像数据,但是患者的其他临床信息由于涉及隐私、缺少共享、收集困难等一系列问题,很少有开源数据集能够提供。这里的实验部分主要基于两个数据集:一个是 LIDC-IDRI 数据集,其包含由 4 位经验丰富的放射科医生标注的 1018 例肺癌 CT 病例。该数据集只有受试者 CT 图像和图像的标注,不包含其他信息。另一个数据集是与某医院肿瘤科、某医院呼吸科合作获取到的近年来的真实医疗数据组成的私人数据集。该数据集规模较小,但是包含受试者的电子病历数据和 CT 图像,通过电子病历可以获取到受试者的年龄、吸烟史、高血压、心脏病、糖尿病、脑血管疾病、结核病、肝炎、饮酒史和五年内是否有患癌症史等信息。

在LIDC-IDRI数据集中,肺结节的恶性程度分为5个等级,其中第1级为良性,第5级为恶性。在实验数据的处理上,可以将第1级和第2级视为良性结节,而第4级和第5级视为恶性结节。由于无法确定该级别结节的恶性程度,因此将忽略第3级。由于每个结节均由多位放射科医生标注,因此在实验中将放射科医生标注的结节的平均恶性程度作为真实标签。在私有数据集中,肺结节直接标记为0(良性结节)和1(恶性结节)。

由于三维卷积神经网络部分接收的图像输入尺寸为$40 \times 40 \times 20$,在数据处理中,需要将CT图像中的肺结节区域提取出来,经裁剪和拼接形成$40 \times 40 \times 20$的三维肺结节图像。在LIDC-IDRI数据集中,由于裁剪后形成的良性肺结节和恶性肺结节数量分别为1 181个和420个,存在一定的样本不平衡问题,所以可以采取如随机旋转所有恶性结节等过采样方式。作者为每份恶性肺结节样本进行了两次随机旋转,最终得到了1 181个良性结节和1 260个恶性结节。在私有数据集中,裁剪后获得了228个恶性结节和200个良性结节。

对于临床数据,则可以直接采用编码的方式,对类别数据进行0-1编码或One-hot编码后,将年龄等连续型数据和编码后的类别数据拼接成特征向量。表8-2所列为临床数据分布,图8-4所示为年龄分布。

表8-2 临床数据分布

属　性	数量(总数61)
吸烟史	14
癌症史	2
高血压	15
心脏病	5
糖尿病	1
肺结核	2
肝炎史	1
饮酒史	11

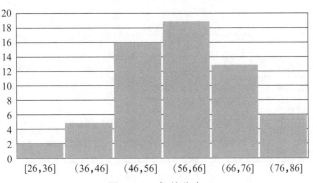

图8-4 年龄分布

8.3.2 评估指标

肺结节良恶性诊断常用的指标包括准确性、敏感性和特异性。其中,准确性衡量一个肺结节良恶性诊断模型产生的分类结果的正确程度,定义如下:

$$Accuracy = \frac{TP+TN}{TP+TN+FP+FN} \tag{8.11}$$

敏感度衡量查出的恶性肺结节是否全面,定义如下:

$$Sensitivity = \frac{TP}{TP+FN} \tag{8.12}$$

特异性衡量查出的良性肺结节是否全面,定义如下:

$$Specificity = \frac{TN}{TN+FP} \tag{8.13}$$

式中:TP 是被正确分类的恶性结节的数量;TN 是被正确分类的良性结节的数量;FP 是被错误分类的良性结节的数量;FN 是被错误分类的恶性结节的数量。

8.3.3 实验与结果

实验分为两个部分,分别用来验证三维卷积神经网络在图像特征提取方面的有效性以及异构特征融合的有效性。

由于 8.2 节介绍的模型框架中,三维卷积神经网络能够产生肺结节良恶性分类结果,这个阶段的分类结果集中体现了三维卷积神经网络结构的有效性,所以第一部分实验通过对比由三维卷积神经网络产生的结果,验证该结构在肺结节特征提取方面的有效性。在这部分实验中,作者实现了三个对比模型。这些对比模型来自肺结节良恶性诊断中其他研究者的工作,分别使用 CNN、SAE 和深度神经网络(DNN)三种深度学习方法对二维肺结节图像进行分类。它们的模型配置分别如表 8-3~表 8-5所列。此外,在 8.2 节提出的模型框架中,记图 8-1 中所示的链状三维卷积神经网络模型为 3D-CNN。34 层的三维残差神经网络模型为 ResNet-34。

表 8-3 DNN 模型的结构

模　块	输入尺寸	输出尺寸
输入	28×28×1	784
全连接层	784	512
全连接层	512	256
全连接层	256	64
全连接层	64	2
Softmax 函数	2	2

表 8-4　CNN 模型的结构

模　块	核尺寸	输入尺寸	输出尺寸
卷积层	5×5	28×28×1	24×24×32
最大池化层	2×2	24×24×32	12×12×32
卷积层	5×5	12×12×32	8×8×32
最大池化层	2×2	8×8×32	4×4×32
全连接层	—	4×4×32	512
全连接层	—	512	2
Softmax 函数	—	2	2

表 8-5　SAE 模型的结构

模　块	输入尺寸	输出尺寸
输入	28×28×1	784
全连接层	784	256
全连接层	256	64
全连接层	64	2
Softmax 函数	2	2

实验分别使用了 LIDC-IDRI 数据集和私有数据集。实验中,由于私有数据集规模较小,各模型首先在 LIDC-IDRI 数据集上训练,然后在私有数据集中进行微调。训练数据和测试数据的比例为 4:1。实验中,学习率初始化为 0.000 1,梯度优化算法为 Adam;每个模型在 PyTorch 框架下,训练以早停的策略训练 300 个轮次;损失函数为交叉熵。

表 8-6 和表 8-7 给出了使用不同深度学习结构作为特征提取方法的分类性能。从这两张表中可以看出,3D-CNN 模型比其他深度学习方法更具竞争力,在 LIDC-IDRI 数据集上的准确率达到 91.29%,灵敏度达到 91.01%,特异度达到 91.40%;在私有数据集上的准确率达到 84.70%,灵敏度为 86.05%,特异度为 83.33%。

表 8-6　LIDC-IDRI 数据集 CT 图像的分类结果

方　法	准确率/%	灵敏度/%	特异度/%
DNN	79.01	80.19	78.03
SAE	76.36	76.41	76.31
CNN	77.08	71.54	81.71
3D-CNN	**91.29**	**91.01**	91.40
ResNet-34	89.68	75.28	**95.47**

表 8 - 7　私有数据集 CT 图像的分类结果

方　　法	准确率/%	灵敏度/%	特异度/%
DNN	62.35	76.47	41.18
SAE	58.82	68.63	44.12
CNN	67.06	70.59	61.76
3D - CNN	**84.70**	**86.05**	83.33
ResNet - 34	83.52	81.39	**85.71**

此外,两个三维卷积神经网络的特征提取性能在很大程度上都优于二维深度学习方法的特征提取性能,这证明三维卷积神经网络结构能够充分利用 CT 图像的三维序列性质并带来更好的性能。

实验的第二部分为对异构特征融合有效性的验证。由于 LIDC-IDRI 数据集中没有患者的临床信息,因此这个实验仅在私有数据集中进行验证。在实验中,通过将 ResNet - 34 和 3D - CNN 提取的图像特征与患者私人数据集的临床数据进行融合,来验证异构特征为肺结节良恶性检测带来的影响。融合了异构特征的 ResNet - 34 模型记为 ResNet - 34 + MKL,融合了异构特征的 3D - CNN 模型记为 3D - CNN + MKL。

实验结果如表 8 - 8 所列。由实验结果可知,无论是 3D - CNN 还是 ResNet - 34,经过异构特征融合后,其性能指标均有大幅提升。由此可以验证使用多核学习进行异构特征融合在肺结节良恶性诊断任务中的有效性。

表 8 - 8　异构特征的分类结果

方　　法	准确率/%	灵敏度/%	特异度/%
3D - DNN	84.70	86.05	83.33
3D - CNN + MKL	89.72	86.96	91.80
ResNet - 34	83.52	81.39	85.71
ResNet - 34 + MKL	**90.65**	**87.50**	**94.12**

8.4　小　结

为了实现完整的肺癌诊断流程,在肺结节检测后还需要进行肺结节良恶性诊断,用于判断检测出的肺结节的良恶性。虽然这一任务可视为一个二分类问题,但仍然面临若干难点,如 CT 图像的三维序列性质以及良恶性肺结节在三维层面上的区分、使用三维卷积神经网络充分提取 CT 图像序列的三维特征等。同时,良恶性判断不应只依赖于 CT 图像,还应考虑患者的综合信息。本章正是通过构建一个结合图像特征与肺癌相关因素的临床数据信息的多核学习模型,来验证异构特征对于肺结节良恶性诊断的帮助。实验同样基于 LIDC-IDRI 数据集,结果证明使用多核学习进行异构特征融合在肺结节良恶性诊断任务中具有有效性。

第 **9** 章

肺部三维重建与可视化

9.1　肺部图像的三维重建

　　器官和组织的三维重建技术在当代临床医学中的作用越来越重要,比较常见的是将人体某部位组织的 CT 二维断层图像通过一定的方式以三维立体模型展示出来,有利于为医生的诊断提供更直观、更明确的病灶情况。这种三维重建技术在肺结节良恶性分类诊断上也有很高的应用价值。当前肺结节检测及良恶性分类研究主要是依据肺部二维 CT 断层图像上肺结节的大小和形态,以寻找罹患癌症概率较大的结节,而非在三维空间里观察。维度的缺失意味着信息的损失,而三维重建肺部模型可以更全面地描述肺部情况。本章将从经典的面绘制和体绘制方法入手,介绍肺部三维重建与可视化工作。

9.2　三维重建的方法

9.2.1　面绘制

1. 移动立方体法

　　面绘制是一种基于体素(voxel)的表面重建方法,该方法直接从体数据中提取物体表面信息。在医学影像处理中,有时研究人员感兴趣的是扫描对象表面的形态,不需要考虑其内部的细节。在这种情况下,只需要重建出物体的表面情况就可以了。移动立方体法(marching cube)是一种典型的面绘制方法。在移动立方体法中,一个非常重要的步骤是找到区分物体表面和内部的轮廓面。

　　目标对象的三维体数据通常包含采样到的该对象的所有采样点,这些采样点构成了三维空间内的图像像素。三维图像中的像素被称为体素,每个体素都是由一个或多个最小单元组成的,而每个最小单元都是一个由相邻的 8 个顶点构成的立方体。一个轮廓面可能会经过若干个最小单元。设想有一个立方体,如果有一个轮廓面经过这个立方体,那么会产生多少种情况呢? 不妨先考虑简单的情况,以一个二维方块为例探讨经过这个方块的线的构型情况,再由二维向三维延伸,讨论在三维空间中寻找轮廓面。

以一个轮廓面经过一个最小单元所产生的所有可能拓扑状态,生成一个构型表(case table)。这个构型表中拓扑状态的数量取决于两个因素:每个最小单元的顶点数量和顶点的空间状态。其中,顶点的空间状态包括顶点在物体轮廓内部和顶点在轮廓外部两个状态。当以二维方块讨论时,由于一个二维空间内的最小单元共有 4 个顶点,它的每个顶点都在轮廓之内或者轮廓之外有两种可能的状态,因此产生的构型表共有 $2^4=16$ 种拓扑状态,表示一个轮廓通过这个最小单元的方式共有 16 种。

如何确定一个顶点是在轮廓内还是在轮廓外呢? 在移动立方体法中,将一个物体的表面看作是一个闭合的灰度等值面,将该等值面的灰度值称为阈值。由于物体内外的灰度通常不同,所以可以认为在物体外部的所有像素的灰度值都小于或大于阈值,而在物体内部的所有像素的灰度值都大于或小于阈值。用这样的方式只需要判断两个顶点的灰度与阈值的关系,就可以将物体的内部和外部区分开,从而找到这个等值面。在这种情况下,只要出现两个顶点的灰度值,一个比阈值大,一个比阈值小的情况,就可以判断这两个顶点间有轮廓经过。

这里以二维空间内寻找轮廓线为例进行说明。二维图像中的最小单元是一个正方形,共有 4 个顶点,每个顶点的值即为该点的灰度值。假设选取了阈值 X,根据该单元 4 个顶点的灰度值与 X 的关系将顶点分为两类,分别用白色和黑色圆点表示灰度值大于阈值和灰度值小于阈值。然后对该单元矩形的 4 条边逐一进行判断,如果某条边上的两个顶点颜色相反,则该条边上一定存在一个轮廓;反之,在该条边上就不存在轮廓。将位于不同边上的边缘点用线段连接起来,这些线段会将正方形分割为两到三个部分。对于二维图像上的像素单元,共有 16 种构型,如图 9-1 所示。

对于图中二维图像像素单元的 16 种构型,通过构型表的索引对每个顶点进行二进制编码。4 位索引值就可以表示矩形网格中二维数据的 16 种状态。由于每种构型中只能判断轮廓经过哪条边,而无法确定轮廓经过边上的哪一个点,所以通常将两个边的中点默认为轮廓通过的点,连接两个中点形成线段,将这个线段默认为对轮廓线的近似,称这个过程为线性内插。虽然线性内插会导致一定细节上的损失,但是这个损失在最小单元足够小时可以忽略。通过线性内插完成一个最小单元的处理后,移动立方体法会移动到下一个最小单元进行计算处理。当所有最小单元都处理完后,物体的整体轮廓就画好了。由于这个过程是对每个单元单独进行处理,不同的单元边界处可能重复使用一些顶点或者边缘,所以可以通过程序去除重复的计算。另外,对每条边的内插计算需要按照相同的方向进行,否则在寻找轮廓的过程中会出现轮廓不连续或冲突的情况。

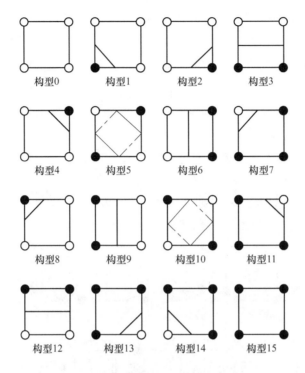

图 9-1 二维图像单元的 16 种构型

上述计算方法可以直接由二维图像推广至三维图像。与在二维图像中每个正方块间的移动类似,三维图像轮廓线的提取方法是在立方体间进行移动。此时,每个三维图像上的体素有 8 个顶点。根据立方体顶点与阈值大小的关系,共有 $2^8 = 256$ 种构型。二维图像中的轮廓线由相连接的线段构成,而三维图像中的轮廓形状则更为复杂,由多个三角形面片构成。考虑到实际应用中使用的 256 种构型存在互补性和对称性,图 9-2 给出了简化之后三维图像体素单元的 15 种基本构型。移动立方体法对三维空间内的所有最小单元进行遍历,并根据最小单元的构型生成三角形面片作为轮廓面。

与二维平面中的构型表类似,在三维图像中,同样对每个最小单元使用查表法进行遍历。将体素的 8 个顶点分别与阈值进行比较得到 8 个逻辑值,将其依序排列便得到一个 8 位的二进制索引值。按这个方法得到的 256 种构型的索引值可以组成一个包含 256 个索引项的查找表。查找表中的每一个表项都包含索引值以及索引值对应的三角面片的位置。通过查表就可以直接得到最小单元中哪些边上经过轮廓面,应当使用哪些顶点进行线性内插等信息。这个查找表大幅提高了构建轮廓的效率,通过合并每个最小单元查找出的三角面片,就可以产生最后的表面轮廓了。

除了寻找表面轮廓外,在面绘制方法中另一个重要的问题是区分明暗面。为显示出物体表面的真实情况,在轮廓面上需要有区别地显示出明暗区域。因此,在使用三角形面片构造完轮廓面之后,移动立方体法需要显示出物体在给定光照条件下的真实形态。这个真实形态的计算涉及物体在给定光照模型下的表面法向量。

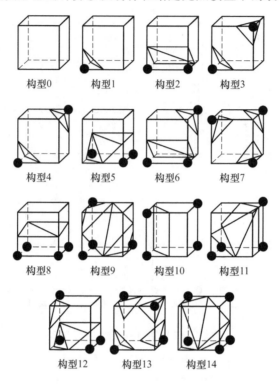

构型0　　构型1　　构型2　　构型3

构型4　　构型5　　构型6　　构型7

构型8　　构型9　　构型10　　构型11

构型12　　构型13　　构型14

图 9 - 2　三维图像单元的 15 种基本构型

移动立方体法中的光照模型如图 9 - 3 所示,其计算公式为

$$I = I_a + (I_s - I_a)\cos\theta \tag{9.1}$$

式中:I 为三角形面片的光照强度;I_a 为环境的光照强度;I_s 为光源的光照强度;θ 为入射光线与三角形面片指向轮廓外的法向量的夹角。显然,三角形面片的光照强度与光源的光照强度和入射光线的方向均有关。其中,对于三角形面片指向轮廓外的法向量的计算是真实显示物体表面的关键。

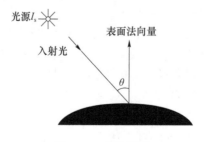

光源I_s

表面法向量

入射光

θ

图 9 - 3　光照模型

对于表面法向量计算的一种方法是,采用基于灰度梯度的法向量估计方法。首先,使用灰度差分计算体素顶点(i,j,k)上的灰度梯度 $g=(g_x,g_y,g_z)$,计算方法如下:

$$\left.\begin{array}{l} g_x=[s(i+1,j,k)-s(i-1,j,k)]/2 \\ g_y=[s(i,j+1,k)-s(i,j-1,k)]/2 \\ g_z=[s(i,j,k+1)-s(i,j,k-1)]/2 \end{array}\right\} \tag{9.2}$$

式中:$s(i,j,k)$是灰度值。

对 g 进行归一化,得到 $\left(\dfrac{g_x}{|g|},\dfrac{g_y}{|g|},\dfrac{g_z}{|g|}\right)$ 作为(i,j,k)上的单位法向量。然后,对体素 8 个顶点上的法向量进行线性插值,得到三角形面片各个顶点上的法向量。

设某个三角形面片的 3 个顶点上的单位法向量分别为(x_1,y_1,z_1)、(x_2,y_2,z_2)和(x_3,y_3,z_3),这个三角形面片的几何重心为(c_x,c_y,c_z),则三角形面片的法向量起始于(c_x,c_y,c_z),终止于 $\left(\dfrac{(x_1+x_2+x_3)}{3}+c_x,\dfrac{(y_1+y_2+y_3)}{3}+c_y,\dfrac{(z_1+z_2+z_3)}{3}+c_z\right)$。将其代入式(9.1),即可计算出三角形面片的表面光强。将其投影到给定的二维平面上就可以显示出物体富有光感的表面形态。

2. 划分立方体法

划分立方体法作为移动立方体法在设备条件更佳的情况下的改进方法,供读者了解。随着 CT、MR 等成像技术的进步和发展,断层数据的层间距越来越小,层片内部的空间分辨率越来越高,移动立方体法在体素上产生的小三角形面片数量激增。而屏幕可以显示的空间分辨率有限,当直接生成的小三角形面片比显示屏幕上的像素还小时,就无需再逐一计算小三角形面片了,于是产生了划分立方体法(dividing cube)。划分立方体法的基本思想是通过生成与显示像素对应的点元直接生成显示图像。基于点元的绘制要比基于小三角形面片的绘制在存储和计算方面都具有较高的优越性。

划分立方体法的原理是,首先确定物体轮廓的灰度阈值。如果某个体素的 8 个顶点中,一部分灰度值高于该阈值,而另一部分灰度值低于该阈值,则该体素位于轮廓上。遍历体数据的所有体素,就会得到显示对象的物体轮廓。

考虑与物体轮廓相交的体素,如果该体素在显示平面的投影大于一个像素的大小,就将该体素分为 $n_1 \times n_2 \times n_3$ 个子体素,使子体素在显示平面的投影等于一个像素的大小。将每个子体素绘制为一个表面点,通过线性插值法获得子体素顶点的灰度值。对于与等值面相交的子体素,简单地在其中心生成一个点,再用线性插值法计算法向量,进行亮度明暗计算,从而得到光照效果。

划分立方体法的步骤如下:

① 输入体数据,设定物体轮廓(等值面)的灰度阈值。

② 首次读入连续的 4 层数据。

③ 将两个连续层面的 8 个相邻数据点组成一个体素,计算体素每个顶点处的灰

度梯度向量分量,分量数值为该顶点在对应方向上,前后相邻体素点之间的灰度差。

④ 对体素进行分类。如果每个顶点的灰度值均高于阈值,则该体素是内部体素;反之,如果每个顶点的灰度值均低于阈值,则该体素是外部体素;否则,物体轮廓通过该体素。

⑤ 细分立方体。将包含物体轮廓的体素细分为 $n_1 \times n_2 \times n_3$ 个子体素,使得每个子体素在显示平面上为一个像素大小。子体素的 8 个顶点的灰度值由原体素顶点的灰度值进行线性插值获得。

⑥ 同步骤⑤的方法,检测还有哪些子体素与物体轮廓相交。

⑦ 对每个与物体轮廓相交的子体素计算 8 个顶点的灰度梯度向量。确定子体素中心点位置,其法向量为 8 个顶点的灰度梯度向量的平均值。

⑧ 计算每个表面点的光照强度:法向量沿视方向投影的标量积。

⑨ 移出最上层的数据,读入下一层数据,重复步骤③~步骤⑨,直至遍历完全部体数据。

9.2.2　体绘制

面绘制可以有效地绘制三维物体的表面,但在很多情况下需要观测到物体内部的表现情况,这就到了体绘制大显身手的时候了。体绘制以体素为基本单元,直接由三维体数据生成三维物体的图像。体绘制能够表示物体的内部信息,但计算量较大。此外,与面绘制的结果相比,体绘制能更好地展示不均匀材料。

体绘制技术从原理来分有多种,这里主要对最大强度投影法和三维体绘制技术进行介绍。

最大强度投影(Maximum Intensity Projection,MIP)是最常用的体数据可视化方法。MIP 方法的抗噪能力强,但是不能得到重建后的物体内部细节。在观察者观看图像时,MIP 记录观察者的视线方向,将物体中的所有体素值在视线方向上的最大值投影到观察者所在的观察平面上。这样,观察者观察到的图像就是视线所及的体数据在视线方向的最大值。但是,对物体在一个方向上的体素值直接取最大值的方式会导致物体在这个方向上的所有结构都以“最大值”的形式被抹去,导致这个维度直接消失。因此,这种方法通常只适用于观察血管造影或 CT。

与 MIP 不同,三维体绘制技术(3D Rendering Technique)是对每条视线上的所有像素值计算加权和,将其结果作为投影后的像素值。在三维体绘制技术中,设定的阻光度与像素强度共同决定三维体绘制图像的显示结果。通常来说,三维体绘制技术的成像精度较高,但是对计算要求也较高。随着计算机性能的不断发展,三维体绘制的应用会逐渐广泛。

三维体绘制技术的显像方式包括按图像顺序和按对象顺序两类。其中,按图像顺序是指以观察者的视线为方向投射出一道光线,观察者平面(如屏幕)所投射出的光线经过三维体数据,从遇到的第一个体素开始,通过光线函数计算数值,直到在这个方向上遇到最后一个体素,产生最后一个光线函数值,这个函数值被返回到观察者平面,被观察者看到。按对象顺序则是以体数据为主体,对于每个体数据逐一计算它在观察者平面中的贡献,最后通过合成每一个点的贡献,生成在观察者平面的图像。

9.3 实验:基于二维 CT 图像序列的肺部三维模型重建/肺结节分类结果可视化

相比于二维的图像,三维的肺部图像能够给我们带来更加直观的阅片感受。在 9.1 节与 9.2 节中,我们已经学习了很多基于体绘制和面绘制的三维重建方法,这里不妨以肺部三维重建为例,在三维视角下观察肺结节在肺部的形态表现。在这个实验中,以移动立方体法为例,通过 Python 中的 scikit - image 库提供的移动立方体法,结合对整肺区域的分割,使用 LIDC-IDRI 数据集中某患者的二维 CT 图像,绘制患者的三维肺部影像。

首先,把患者的二维 CT 图像读出来。与前面的实验一样,先定义读取 DICOM 文件的方法 load_scan(path),通过在该方法中传入患者数据的地址,获取患者的二维切片数据,代码如下:

```
1.  import dicom
2.  import numpy as np
3.  import os
4.  def load_scan(path):
5.      slices = []
6.      for root, _, files in os.walk(path):
7.          for file in files:
8.              _, ty = os.path.splitext(file)
9.              if ty == ".dcm":
10.                 slices.append(dicom.read_file(os.path.join(root, file)))
11.     slices.sort(key = lambda x: float(x.ImagePositionPatient[2]))
12.     try:
13.         slice_thickness = np.abs(slices[0].ImagePositionPatient[2] - slices[1].
    ImagePositionPatient[2])
14.     except:
15.         slice_thickness = np.abs(slices[0].SliceLocation - slices[1].SliceLocation)
16.
17.     for s in slices:
18.         s.SliceThickness = slice_thickness
19.
20.     return slices
21.  # LIDC-IDRI 数据集的目录
22.  INPUT_FOLDER = './LIDC/DOI'
23.  # LIDC - IDRI 数据集下患者的数据地址
24.  patients = os.listdir(INPUT_FOLDER)
25.  patients.sort()
26.  #传入第一个患者的数据地址
27.  patient = load_scan(INPUT_FOLDER + patients[0])
```

在上述代码执行后,变量 patient 中存储了患者的二维切片数据。接下来,在二维切片数据中提取患者的 CT 图像,并且将 CT 图像中的像素值转换为亨氏单位,代码如下:

```
1. def get_pixels_Hu(slices):
2.     image = np.stack([s.pixel_array for s in slices])
3.     # Convert to int16 (from sometimes int16),
4.     # should be possible as values should always be low enough (< 32k)
5.     image = image.astype(np.int16)
6.
7.     # Set outside-of-scan pixels to 0
8.     # The intercept is usually -1024, so air is approximately 0
9.     image[image < -1024] = 0
10.    # Convert to Hounsfield units (Hu)
11.    for slice_number in range(len(slices)):
12.
13.        intercept = slices[slice_number].RescaleIntercept
14.        slope = slices[slice_number].RescaleSlope
15.        if slope != 1:
16.            image[slice_number] = slope * image[slice_number].astype(np.float64)
17.            image[slice_number] = image[slice_number].astype(np.int16)
18.
19.        image[slice_number] += np.int16(intercept)
20.
21.    return np.array(image, dtype=np.int16)
22. patient_pixels = get_pixels_Hu(patient)
```

经过这一步,将在 patient_pixels 变量中提取到患者的 CT 图像,输出其中一张 CT 图像的代码如下:

```
1. import matplotlib.pyplot as plt
2. plt.imshow(first_patient[80].pixel_array, cmap=plt.cm.gray)
3. plt.show()
```

输出图像如图 9-4 所示。

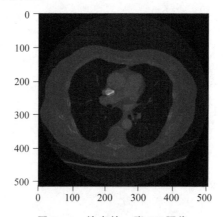

图 9-4   输出的一张 CT 图像

虽然现在已经获得了患者的 CT 图像,但是这份图像在展示上其实还有一点小问题。CT 图像序列在采样时由于设备的限制,图像与图像间的间隔(在医学图像中通常被称为 spacing)通常很难固定到一个特定的值。有些设备采集到的图像的间隔是 2.5 mm,而有些设备采集到的图像的间隔是 1.5 mm。这里不妨输出已经获取到的 CT 图像各方向的间隔,这些间隔信息保存在 DICOM 的切片数据 patient 中的 SliceThickness 和 PixelSpacing 字段中,代码如下:

```
1. spacing = np.array([patient[0].SliceThickness] + patient[0].PixelSpacing, dtype = np.float32)
2. print(spacing)
```

输出如下:

```
1. [2.5 0.703125 0.703125]
```

可以看出,切片间的间隔是 2.5 mm,而另外两个方向的像素间隔则是 0.70 mm。如果用这个间隔直接展示,那么一定会造成展示的肺部在切片方向上尤其狭窄,与实际的肺部产生差距。因此,不妨再定义一个 resample 方法,通过在切片间插值,将所有方向的间距都调成 1 mm×1 mm×1 mm 的间隔,代码如下:

```
1. import scipy.ndimage
2. def resample(image, scan, new_spacing = [1,1,1]):
3.     spacing = np.array([scan[0].SliceThickness] + scan[0].PixelSpacing, dtype = np.float32)
4.     resize_factor = spacing / new_spacing
5.     new_real_shape = image.shape * resize_factor
6.     new_shape = np.round(new_real_shape)
7.     real_resize_factor = new_shape / image.shape
8.     new_spacing = spacing / real_resize_factor
9.      image = scipy.ndimage.interpolation.zoom(image, real_resize_factor, mode = 'nearest')
10.    return image, new_spacing
11. pix_resampled, spacing = resample(patient_pixels, patient, [1,1,1])
12. print("Shape before resampling", patient_pixels.shape)
13. print("Shape after resampling", pix_resampled.shape)
```

在上述方法中,我们借用了 scipy 包中的最近邻线性插值方法,将插值后的结果保存在了 pix_resampled 变量中。上述代码输出的结果为

```
1. Shape before resampling(133, 512, 512)
2. Shape after resampling (332, 360, 360)
```

可以看出,在经过插值后,患者的 CT 图像序列的大小产生了明显的变化。接下来就是使用三维重建方法将 CT 图像序列重建成三维图像。但是,这里依旧面临一个问题:如果直接对 CT 图像序列进行三维重建,则重建出来的结果应该是一堆骨架,而不是肺部区域。为什么呢? 因为在 CT 图像中,白色的区域通常是密度大的区

域,而密度最大的显然是骨头了。我们最关注的肺部区域由于充满了空气,反而在CT 中呈现黑色,导致重建时变成透明的,不见了。因此,在重建前需要把肺部区域分割出来。

　　肺部区域分割的方法有很多种,这里采用最简单也最直观的阈值分割方法,通过HU 值判断肺部的位置,代码如下:

```
1. from skimage import measure
2. def largest_label_volume(im, bg = - 1):
3.     vals, counts = np.unique(im, return_counts = True)
4.
5.     counts = counts[vals != bg]
6.     vals = vals[vals != bg]
7.
8.     if len(counts) > 0:
9.         return vals[np.argmax(counts)]
10.    else:
11.        return None
12.
13. def segment_lung_mask(image, fill_lung_structures = True):
14.
15.     # not actually binary, but 1 and 2.
16.     # 0 is treated as background, which we do not want
17.     binary_image = np.array(image > - 320, dtype = np.int8) + 1
18.     labels = measure.label(binary_image)
19.
20.     # Pick the pixel in the very corner to determine which label is air.
21.     #     Improvement: Pick multiple background labels from around the patient
22.     #     More resistant to "trays" on which the patient lays cutting the air
23.     #     around the person in half
24.     background_label = labels[0,0,0]
25.
26.     #Fill the air around the person
27.     binary_image[background_label == labels] = 2
28.
29.     # Method of filling the lung structures (that is superior to something like
30.     # morphological closing)
31.     if fill_lung_structures:
32.         # For every slice we determine the largest solid structure
33.         for i, axial_slice in enumerate(binary_image):
34.             axial_slice = axial_slice - 1
35.             labeling = measure.label(axial_slice)
36.             l_max = largest_label_volume(labeling, bg = 0)
37.
38.             if l_max is not None: #This slice contains some lung
39.                 binary_image[i][labeling != l_max] = 1
40.
41.
42.     binary_image -= 1 #Make the image actual binary
```

```
43.    binary_image = 1 - binary_image # Invert it, lungs are now 1
44.
45.    # Remove other air pockets insided body
46.    labels = measure.label(binary_image, background = 0)
47.    l_max = largest_label_volume(labels, bg = 0)
48.    if l_max is not None: # There are air pockets
49.        binary_image[labels != l_max] = 0
50.
51.    return binary_image
52.
53. segmented_lungs_fill = segment_lung_mask(pix_resampled, True)
```

在经过分割后,分割的结果被保存在 segmented_lungs_fill 变量中,接下来就可以使用移动立方体法绘制三维重建的图像了。移动立方体法在 skimage. morphology 包中有封装好的实现方式,而 Poly3DCollection 为 Python 的三维图像展示提供了很好的方法。我们结合这些工具,定义了一个 plot_3d 方法来绘制三维图像,代码如下:

```
1. from skimage import morphology
2. from mpl_toolkits.mplot3d.art3d import Poly3DCollection
3. def plot_3d(image, threshold = - 300):
4.
5.     # Position the scan upright,
6.     # so the head of the patient would be at the top facing the camera
7.     p = image.transpose(2,1,0)
8.     # print(measure.marching_cubes(p, threshold))
9.     verts, faces, _, x = measure.marching_cubes(p, threshold)
10.
11.    fig = plt.figure(figsize = (10, 10))
12.    ax = fig.add_subplot(111, projection = '3d')
13.
14.    # Fancy indexing: verts[faces] to generate a collection of triangles
15.    mesh = Poly3DCollection(verts[faces], alpha = 0.10)
16.    face_color = [0.45, 0.45, 0.75]
17.    mesh.set_facecolor(face_color)
18.    ax.add_collection3d(mesh)
19.
20.    ax.set_xlim(0, p.shape[0])
21.    ax.set_ylim(0, p.shape[1])
22.    ax.set_zlim(0, p.shape[2])
23.
24.    plt.show()
25. plot_3d(segmented_lungs, 0.4)
```

经过三维图像绘制,产生的图像如图 9-5 所示。

从图 9-5 中可以明显地看出肺结节的位置(见图 9-6),这就是从三维重建的角度观察患者肺部区域的优势了。

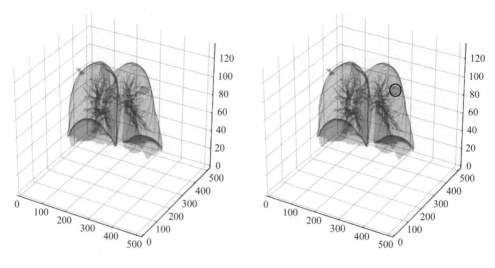

图 9-5　重建后的三维图像　　　　图 9-6　在三维图像中观察肺结节的位置

　　此外,作者还使用移动立方体法在网页端通过 VTK 工具实现了一个肺部的三维重建,供读者参考,网址为 http://140.143.225.124:8082。

9.4　小　结

　　将人体某部位组织的 CT 二维断层图像通过一定的方式以三维立体模型展示出来,有利于为医生的诊断提供更直观、更明确的病灶情况。本章将此技术应用于肺部 CT 图像,重现肺部三维表示,同时标注肺结节检测的结果信息。

第 **10** 章

总结与展望

不断发展的成像设备和软件为医学界带来了更加丰富详翔实的影像信息，使影像学在临床工作中的作用不断提升的同时也加大了影像学医生的负担。而人工智能方法大大提升了影像信息的阅读效率，为传统的影像学诊断等工作带来了完全不一样的视角，并且在肺癌诊断方面已经崭露头角，展现出极大的优势和发展空间。

当前人工智能肺癌诊断在临床上只起到了辅助作用，尽管其能够提升临床医生的阅片效率，但由于人工智能技术本身的可靠性和准确性的限制，人工智能依旧无法脱离人工审阅而单独在肺癌诊断中应用。因此，提高人工智能技术在医学领域中的准确性、可靠性和可解释性依旧是提升该领域自动化水平的关键。

影响人工智能技术在肺癌诊断中表现的主要因素包括两方面：一方面，医学数据的获取是限制相关人工智能技术发展和应用的关键。深度学习本身是建立在数据基础上的，深度学习模型的训练依托于海量数据的采集、标注与增强。而由于不同设备和单位间的医学影像数据缺少统一标准、数据质量低、数据共享难、数据标注难和数据中的隐私问题等因素，使得医学数据获取方面的问题在人工智能辅助的肺癌诊断中越来越难以被忽视。另一方面，人工智能技术，尤其是深度学习技术，尚处于兴起与发展阶段，不断更迭的新技术在近几年持续推进着人工智能方法在相关任务中的表现。如何将更先进的人工智能技术以更贴合于医学的模式应用于肺癌诊断任务中，也是需要不断考虑的问题。

此外，人工智能在医学领域的大规模应用依旧面临着医学伦理与法律上的问题。如人工智能模型诊断导致的医学差错应该由医生、医疗机构或是人工智能产品供应方中的哪方承担法律责任，此类问题的解决也需要相应法规制度的完善。

本章将在技术层面，分别从医学数据获取与人工智能技术在肺癌诊断中的应用两方面，来展望未来人工智能在肺癌诊断中的发展。

10.1 医学数据获取

10.1.1 数据标准化与数据共享

影响人工智能方法表现的最关键因素是数据规模。随着 HIS 系统的普及、信息技术的发展以及健康医疗机构的增多，医学数据的规模持续增大。2020 年，医学数据甚至已达到 ZB 级别。

然而不可否认的是,尽管当前医疗数据的规模越来越大,来源越来越丰富,但是数据仍面临着缺乏标准、单位间无法共享互通的问题,导致数据质量不佳,患者的基础信息和各类临床信息分散、孤立,从而形成"信息孤岛"的现象。大量信息孤岛的存在使得有效的医学信息出现闲置、重复或标准不一致的情况,导致尽管医学数据规模很大,但是可利用的医学数据仍不足的局面。另外,由于单位间的数据缺少标准化支持,而且大部分的研究基于特定单位,使得研究结果经常产生偏倚,导致基于特定数据研究的人工智能方法在其他格式或标准的数据条件下失效。尤其是影像数据,由于这类数据属于医学数据的核心范畴,数据规模大、增速快,因此数据的标准化和开放数据共享具有极高的开发与技术价值。

为提升可利用的医学数据规模,在未来应考虑的一个方向是,在保证数据安全和患者隐私的前提下提升数据标准化水平,开放数据共享,建立大规模、标准化的公共数据库,支持人工智能算法的开发、评价和提升。

10.1.2 数据标注

影响数据规模的另一个因素是数据标注难。深度学习方法所需要的数据不仅仅是数据本身,还有数据对应的标注。标注的规模和质量直接影响数据的规模和质量。

当前受技术的限制,在大多数情况下数据标注依旧依靠人工完成,这就导致虽然完善的人工智能方法能够解放劳动力、提高阅片效率,但是想要构建人工智能算法依旧需要海量的人工行为去完善数据的标注。而在医学上,由于专业限制,标注结果仍然依赖于医生的诊断经验和水平。为了构建一个可以信赖的数据集,通常需要多位具有专业技能的医生分析数据信息,导致标注成本高昂。

为提升标注效率,研究者已经在研究全自动或半自动数据标注方法以及小样本学习方法,但到目前为止尚缺少成熟的研究结果。未来,基于大规模样本的全自动数据标注方法可能会有效解决数据标注难的问题,有效扩大可利用的数据规模,从而提升人工智能算法的可靠性。

10.2 人工智能技术在肺癌诊断中的应用

10.2.1 模型标准化与业务扩展

当前学界和工业界对于人工智能辅助的肺癌诊断的研究已经初具规模,并且产生了形形色色的肺癌诊断模型和软件。但是,由于现在人工智能辅助的肺癌诊断仍旧处于初级阶段,一方面,已有模型和软件具有不同的特色和专业性质,缺乏统一的标准和规范,各软件的适用范围往往集中于某一个医学机构或某几个医学机构,不仅质量参差不齐,而且经常在相应的医学规范和医学任务方面产生重复和分歧,限制了自动化、智能化、精准化的疾病诊断发展进程。另一方面,大量的研究在肺癌诊断中集中于肺结节检测与良恶性诊断等特定任务,而对于肺癌诊断中存在的其他医学任务缺少相应的了解与交叉,导致难以突破辅助诊断的界限,无法形成一套标准而完善的自动化肺癌诊断流程。

基于上述原因,未来需要相关计算机科学、人工智能与医学团队尽快通过合作的方式建立统一的智能化肺癌诊断体系和相关标准,以支持人工智能模型和相关软件的标准化与业务拓展,实现肺癌的高效精准诊断。

10.2.2　人工智能技术的提升

人工智能技术在肺癌诊断任务中的提升,一方面依托于人工智能技术本身的泛化性和鲁棒性,另一方面则离不开医学知识的指导。

在人工智能技术方面,尽管其在医学领域已经取得了一定成果,但是因为人工智能技术尚在快速发展阶段,新的人工智能方法层出不穷,如何将这类新技术更好地应用于肺癌诊断,是一个需要不断尝试、不断突破的过程。另外,当前人工智能技术面临的一个关键问题是模型的可解释性。很多人工智能方法在外界看来如同一个"黑盒子",只能通过算法获取诊断的结果,而获取不到任何的诊断理由和诊断依据。这也是人工智能技术在医学中推广所面临的关键问题之一。在未来,需要用更先进的人工智能技术不断提升人工智能在肺癌诊断任务中的可靠性与可解释性。

在医学知识方面,医学工作者经过多年的临床实践,已经积累了大量的医学工作经验。这些经验与人工智能技术的交叉之处不仅仅在于为人工智能技术提供新的医学任务,更主要的是如何将正确、先进的经验融入人工智能方法的学习与训练中。在深度学习发展的早期,人工智能方法的效果随数据规模的增大而快速提升,在这个条件下,研究热点迅速转向如何能够让算法更有效地拟合更大规模的数据。当时曾有学者推崇人工智能中"端到端"的训练方式,即把数据给予人工智能方法,让人工智能方法在无人类辅助的前提下自动学习特征表示,输出结果。而当人工智能方法对大规模数据的拟合发展到一定程度后,其效果不再随着数据规模的增大而快速提升,研究者又逐渐意识到在追求数据规模的过程中,被忽视的人类先验知识在人工智能方法训练中的重要性。尤其是在医学任务中,医学知识往往能够对人工智能方法起到积极作用,而如何在人工智能方法的训练中融入这些医学知识,尚需要相关工作者更深入的交流与实践。

参考文献

［1］ 中华医学会. 肺癌临床诊疗指南(2019 版)[J]. 中华肿瘤杂志，2020，42(4)：257－287.

［2］ 刘峰，李振叶，张洁. 健康医疗大数据的应用范围与价值分析[J]. 信息记录材料，2019，020(10)：231－232.

［3］ He K，Zhang X，Ren S，et al. Deep Residual Learning for Image Recognition [C]//2016 IEEE Conference on Computer Vision and Pattern Recognition (CVPR)，2016.

［4］ Ren S，He K，Girshick R，et al. Faster R-CNN：Towards Real-Time Object Detection with Region Proposal Networks[J]. IEEE Transactions on Pattern Analysis & Machine Intelligence，2017，39(6)：1137－1149.

［5］ Tong C，Liang B，Zhang M，et al. Pulmonary Nodule Detection Based on ISODATA-Improved Faster RCNN and 3D-CNN with Focal Loss[C]//ACM Transactions on Multimedia Computing，Communications，and Applications (TOMM)，2020.

［6］ Tong C，Liang B，Su Q，et al. Pulmonary Nodule Classification Based on Heterogeneous Features Learning[J]. IEEE Journal on Selected Areas in Communications，2020(99)：1－1.

［7］ 姜永丰，边传振. 螺旋 CT 三维重建技术对恶性肺结节的诊断分析[J]. 影像研究与医学应用，2020，4(19)：79－81.